全国中医药行业中等职业教育"十三五"规划教材

急危重症护理技术

（供护理专业用）

主 编◎李延玲

U0307704

中国中医药出版社

·北 京·

图书在版编目（CIP）数据

急危重症护理技术/李延玲主编．—北京：中国中医药出版社，2018.8（2021.2重印）

全国中医药行业中等职业教育"十三五"规划教材

ISBN 978-7-5132-4844-0

Ⅰ．①急…　Ⅱ．①李…　Ⅲ．①急性病-护理-中等专业学校-教材 ②险症-护理-中等专业学校-教材　Ⅳ．①R472.2

中国版本图书馆 CIP 数据核字（2018）第 061314 号

中国中医药出版社出版

北京经济技术开发区科创十三街31号院二区8号楼

邮政编码　100176

传真　010-64405721

山东润声印务有限公司印刷

各地新华书店经销

开本 787×1092　1/16　印张 14　字数 288 千字

2018 年 8 月第 1 版　2021 年 2 月第 2 次印刷

书号　ISBN 978-7-5132-4844-0

定价　45.00 元

网址　www.cptcm.com

社 长 热 线　010-64405720

购 书 热 线　010-89535836

维 权 打 假　010-64405753

微信服务号　**zgzyycbs**

微商城网址　**https：//kdt. im/LIdUGr**

官 方 微 博　**http：//e. weibo. com/cptcm**

天猫旗舰店网址　**https：//zgzyycbs. tmall. com**

如有印装质量问题请与本社出版部联系（010-64405510）

李伏君（千金药业有限公司技术副总经理）

李灿东（福建中医药大学校长）

李建民（黑龙江中医药大学佳木斯学院教授）

李景儒（黑龙江省计划生育科学研究院院长）

杨佳琦（杭州市拱墅区米市巷街道社区卫生服务中心主任）

吾布力·吐尔地（新疆维吾尔医学专科学校药学系主任）

吴　彬（广西中医药大学护理学院院长）

宋利华（连云港中医药高等职业技术学院教授）

迟江波（烟台渤海制药集团有限公司总裁）

张美林（成都中医药大学附属针灸学校党委书记）

张登山（邢台医学高等专科学校教授）

张震云（山西药科职业学院党委副书记、院长）

陈　燕（湖南中医药大学附属中西医结合医院院长）

陈玉奇（沈阳市中医药学校校长）

陈令轩（国家中医药管理局人事教育司综合协调处副主任科员）

周忠民（渭南职业技术学院教授）

胡志方（江西中医药高等专科学校校长）

徐家正（海口市中医药学校校长）

凌　娅（江苏康缘药业股份有限公司副董事长）

郭争鸣（湖南中医药高等专科学校校长）

郭桂明（北京中医医院药学部主任）

唐家奇（广东湛江中医学校教授）

曹世奎（长春中医药大学招生与就业处处长）

龚晋文（山西卫生健康职业学院／山西省中医学校党委副书记）

董维春（北京卫生职业学院党委书记）

谭　工（重庆三峡医药高等专科学校副校长）

潘年松（遵义医药高等专科学校副校长）

赵　剑（芜湖绿叶制药有限公司总经理）

梁小明（江西博雅生物制药股份有限公司常务副总经理）

龙　岩（德生堂医药集团董事长）

前言

中医药职业教育是我国现代职业教育体系的重要组成部分，肩负着培养新时代中医药行业多样化人才、传承中医药技术技能、促进中医药服务健康中国建设的重要职责。为贯彻落实《国务院关于加快发展现代职业教育的决定》（国发〔2014〕19 号）、《中医药健康服务发展规划（2015—2020年）》（国办发〔2015〕32 号）和《中医药发展战略规划纲要（2016—2030年）》（国发〔2016〕15 号）（简称《纲要》）等文件精神，尤其是实现《纲要》中"到 2030 年，基本形成一支由百名国医大师、万名中医名师、百万中医师、千万职业技能人员组成的中医药人才队伍"的发展目标，提升中医药职业教育对全民健康和地方经济的贡献度，提高职业技术院校学生的实际操作能力，实现职业教育与产业需求、岗位胜任能力严密对接，突出新时代中医药职业教育的特色，国家中医药管理局教材建设工作委员会办公室（以下简称"教材办"）、中国中医药出版社在国家中医药管理局领导下，在全国中医药职业教育教学指导委员会指导下，总结"全国中医药行业中等职业教育'十二五'规划教材"建设的经验，组织完成了"全国中医药行业中等职业教育'十三五'规划教材"建设工作。

中国中医药出版社是全国中医药行业规划教材唯一出版基地，为国家中医中西医结合执业（助理）医师资格考试大纲和细则、实践技能指导用书、全国中医药专业技术资格考试大纲和细则唯一授权出版单位，与国家中医药管理局中医师资格认证中心建立了良好的战略伙伴关系。

本套教材规划过程中，教材办认真听取了全国中医药职业教育教学指导委员会相关专家的意见，结合职业教育教学一线教师的反馈意见，加强顶层设计和组织管理，是全国唯一的中医药行业中等职业教育规划教材，于 2016年启动了教材建设工作。通过广泛调研、全国范围遴选主编，又先后经过主编会议、编写会议、定稿会议等环节的质量管理和控制，在千余位编者的共同努力下，历时 1 年多时间，完成了 50 种规划教材的编写工作。

本套教材由 50 余所开展中医药中等职业教育院校的专家及相关医院、医药企业等单位联合编写，中国中医药出版社出版，供中等职业教育院校中医（针灸推拿）、中药、护理、农村医学、康复技术、中医康复保健 6 个专业使用。

本套教材具有以下特点：

1. 以教学指导意见为纲领，贴近新时代实际

注重体现新时代中医药中等职业教育的特点，以教育部新的教学指导意

见为纲领，注重针对性、适用性以及实用性，贴近学生、贴近岗位、贴近社会，符合中医药中等职业教育教学实际。

2. 突出质量意识、精品意识，满足中医药人才培养的需求

注重强化质量意识、精品意识，从教材内容结构设计、知识点、规范化、标准化、编写技巧、语言文字等方面加以改革，具备"精品教材"特质，满足中医药事业发展对于技术技能型、应用型中医药人才的需求。

3. 以学生为中心，以促进就业为导向

坚持以学生为中心，强调以就业为导向、以能力为本位、以岗位需求为标准的原则，按照技术技能型、应用型中医药人才的培养目标进行编写，教材内容涵盖资格考试全部内容及所有考试要求的知识点，满足学生获得"双证书"及相关工作岗位需求，有利于促进学生就业。

4. 注重数字化融合创新，力求呈现形式多样化

努力按照融合教材编写的思路和要求，创新教材呈现形式，版式设计突出结构模块化、新颖、活泼，图文并茂，并注重配套多种数字化素材，以期在全国中医药行业院校教育平台"医开讲－医教在线"数字化平台上获取多种数字化教学资源，符合职业院校学生认知规律及特点，以利于增强学生的学习兴趣。

本套教材的建设，得到国家中医药管理局领导的指导与大力支持，凝聚了全国中医药行业职业教育工作者的集体智慧，体现了全国中医药行业齐心协力、求真务实的工作作风，代表了全国中医药行业为"十三五"期间中医药事业发展和人才培养所做的共同努力，谨此向有关单位和个人致以衷心的感谢！希望本套教材的出版，能够对全国中医药行业职业教育教学的发展和中医药人才的培养产生积极的推动作用。需要说明的是，尽管所有组织者与编写者竭尽心智，精益求精，本套教材仍有一定的提升空间，敬请各教学单位、教学人员及广大学生多提宝贵意见和建议，以便今后修订和提高。

国家中医药管理局教材建设工作委员会办公室

全国中医药职业教育教学指导委员会

2018 年 1 月

急危重症护理技术是研究各类急性疾病、急性创伤、慢性疾病急性发作及危重病人的抢救与护理技术的一门学科，是护理学的重要组成部分。根据国家卫生和计划生育委员会（现国家卫生健康委员会）关于《全国中等职业学校护理专业教学标准》（试行，2014），紧扣国家护士执业资格考试考点，以人才的全面素质培养为基础，以专业培养目标为导向，以职业技能的培养为根本，满足学科需要、教学需要和社会需求，实现我国中职教育的特色。

本教材的编写以工作过程为导向，以职业技能培养为核心，在编写内容上反映现代急危重症护理工作的特点，结合临床和教学实际，将护理教学模式与最新护士执业资格考试大纲的精神有机结合，注重培养学生的综合素质和创新精神，融入急危重症护理领域的新知识、新进展、新技术，突出了急危重症护理技术的课程特色，使学生能更好地掌握急危重症护理技术的基本理论、基本知识和基本技能。同时针对当前日益拥堵的交通和频发的自然灾害，有针对性地增加了交通事故、海啸、火灾等灾害救护，突出了内容的实用性和可操作性。

全书共分为 11 个模块，包括绪论、院前急救与护理、急诊科救护、重症监护技术、心肺脑复苏、常见急性中毒救护、环境及理化因素损伤救护、器官功能衰竭救护、严重创伤救护、常用救护设备及技术和实训指导。其中模块一由李延玲编写，模块二由周夕坪编写，模块三、模块九及模块十一的实训一由段明贵编写，模块四及模块十一的实训二、实训三由周维娜编写，模块五及模块十一的实训四、实训五由郑乃泂编写，模块六由李冬梅编写，模块七由唐聪编写，模块八由王淑荣编写，模块十及模块十一的实训六、实训七由屈晓敏编写。

本教材的编者均是多年来在临床急救一线工作的医务人员，或是在中职医学教育专业多年从事急危重症护理教学的专业教师。在多年的临床和教学工作中，他们积累了丰富的临床急救和急救护理教学工作经验，在教材内容的编写上，注重理论联系实际，实用性和可操作性强，为培养高素质、技能型人才打下了良好基础。

限于编写时间紧迫，若有疏漏不当之处，敬请读者提出宝贵意见，使之不断完善。

《急危重症护理技术》编委会

2018 年 1 月

目
录

扫一扫，看课件

绪 论

项目一 概 述

【学习目标】

1. 掌握急危重症护理学、急救医疗服务体系的概念。

2. 熟悉急危重症护理学的研究范畴。

3. 了解急危重症护理学的起源与发展、学习必要性及学习方法。

急危重症护理技术是研究各类急性疾病、急性创伤、慢性疾病急性发作及危重患者的抢救、护理的一门学科，是现代护理学的重要组成部分，是护理专业的主要临床课程之一。近年来，随着急救医疗服务体系的不断完善与发展，急救技术的不断更新和提高，先进精密仪器的引入，全球暴恐事件、突发公共安全事件、交通事故的不断发生，对急危重症护理技术提出了更高的要求，使急危重症护理的研究范畴也在日益扩大，内容更加丰富，发展日趋完善，以适应现代医学的发展和社会的需求。

急危重症护理始于19世纪南丁格尔时代。1854～1856年，英国、法国、土耳其与俄国在克里米亚交战时，前线战伤的英国士兵的死亡率高达42％以上，南丁格尔率领38名护士，冒着生命危险奔赴前线，在炮火连天的阵地上抢救伤者。她们卓有成效的急救与护理，使士兵的死亡率迅速下降至2％，充分体现了急危重症护理技术在救治患者中的重要作用，也奠定了现代急危重症护理技术在医学领域的历史地位。

20世纪60年代后，由于电子仪器的蓬勃发展，如电除颤仪、心电示波仪、人工呼吸机、血液透析机的应用，使急危重症护理技术进入了有抢救设备配合的新阶段。20世纪70年代以后，一些国家组建了急救医疗体系，建立了急救医疗中心，使急救事业呈现出良性快速发展的态势，急救医学被正式确认为一门独立的学科，急危重症护理技术也随之成为临床护理学的一个重要分支。1975 年 5 月，在国际红十字会组织下，在前联邦德国召开了有关高级保健指导研究的急救医疗会议，提出了急救事业国际化、国际互助和标准化的方针，以及急救车必要的装备内容、急救电话号码的国际统一及急救情报方面的互相交流等基本建设问题。1980 年 7 月，美国举行的首次注册急救护士考试正式确立了急救护士的地位。

我国的急危重症护理事业也经历了从简单到逐步完善的发展过程。在早期，我国各医院病房普遍将危重患者集中在危重病房，靠近护士办公室，便于护士密切观察病情及护理。20 世纪 70 年代成立了心脏监护病房，随后相继成立了各专科或综合监护病房。1980 年 10 月，卫生部正式颁布了《关于加强城市急救工作的意见》，随后又颁布了《城市医院急诊科建设方案》，规定其任务、方向、组织管理及规章制度，使急诊科成为医院的独立科室。1987 年 5 月，我国成立了中华医学会急诊医学分会，北京和重庆先后建立了人员固定和设备完善的急救中心，各医院先后成立了急诊科。全国统一急救呼叫电话号码"120"。1988 年教育部将"急危重症护理"确定为护理专业的必修课程，急危重症护理开始了新的发展阶段。20 世纪 90 年代急诊科被列为等级医院建设的重点科室，为急救学科的专业化建设注入了实质性的内容，也使得急诊急救事业有了自己的专业人员队伍。

随着我国经济实力的增强和全社会对急救医学重要性认识水平的提高，在救护车上各种现代化治疗、监护设备的应用，重症监护病房（intensive care unit，ICU）的建立，为患者的救护提供了有利的条件。许多发达国家已实现了陆海空立体的运输方式，保障了患者能够得到及时的救治；而现代通信技术的飞速发展也为急诊救护的传递和指挥带来了极大的便利。1999 年由我国 54 个民航医疗机构联合发起成立了"中国民航机构管理委员会现代医学航空救援专业组"，使航空急救做到了"应急、就近、方便"。

现代急救工作的一个重要特征就是急救组织的网络化，也就是一套行之有效的急救医疗服务体系。一个国家的急救组织网络，包括两个方面的含义：一个指每个地区应设有一个急救指挥中心和急救中心，以及分布合理的救护分站；二是指大中城市应建立三级"接收医院"的急救网络。一级急救网络由社区医院和乡镇卫生院组成，收治一般患者；二级急救网络由区、县级医院组成，收治较重的患者；三级急救网络由市级以上综合性医院组成，收治病情危重、复杂的患者。目前我国现代化的急救医疗体系已初步形成，全民急救意识普遍提高，尤其是社区服务和家庭服务的出现，使急危重症护理的内容和范畴不断扩展，急危重症护理在急救医疗服务体系中的地位也越来越重要。

项目二　急危重症护理技术的范畴和任务

凡在急救工作范围内的各种患者的救护及有关问题都应属于急危重症护理的范畴，主要内容包括以下几个方面。

（一）院前救护

院前救护是指急危重症患者进入医院前的紧急医疗救护，包括出事地点的现场急救和向医院转送过程中的途中急救。院前急救可使患者在最短的时间内接受专业医务人员或目击者的救护与生命支持，从而为院内救治创造条件并赢得宝贵的时间。现代医学研究证实，人脑所能耐受的循环停止临界时间一般为 4～6 分钟，如果心脏停搏在 3～4 分钟内未得到及时有效的基础生命支持，将不可避免地发生永久性损害。大量实践证明，4 分钟开始复苏者可能有 50% 的人存活，4～6 分钟开始复苏者可能有 40% 的人存活，10 分钟以上者 100% 不能存活。因此，抢救死亡患者的最佳时间是 5 分钟；抢救严重多发性创伤患者的最佳时间为 30 分钟内。可见，院前急救的时限与生命的逆转密切相关。

目前，在院前急救方面，战略性观点的转变是推行/普及社会性心肺复苏（cardiopulmonary resuscitation，CPR）计划，普及现场 CPR 急救技术，使 CPR 急救技术从单一的医务人员的专业领域扩大为社会性的共同责任，以提高危重患者的抢救成功率。

（二）院内急诊科救护

院内急诊科救护是指医院急诊科的医护人员接到急诊患者后，对患者采取的抢救治疗和护理，并根据其病情变化，对患者适时做出收住相应专科病房或进入重症监护病房（ICU）进行救护的决定。

（三）重症监护病房（ICU）

受过专门培训的医护人员，在配备有各种先进的监护设备和救治设备的 ICU 内，对来自院内外的各种危重病患者进行全面的监护与治疗。重症监护病房的建立，极大地提高了危重患者的抢救成功率。

（四）灾难救护

灾难可分为自然灾难（如地震、洪水、火山爆发、台风等）和人为灾难（如交通事故、放射性污染、战争、化学性物品泄露等）两类。突发性集中的人员伤亡是许多灾难的共同特征。在平时应做好应急的各种救护准备，一旦灾难发生，应立即组织人员赶赴现场。紧急救护应做好下列准备工作：①寻找并救护患者；②检伤分类；③现场急救；④运输和疏散患者。

（五）急救护理教育和科研

急危重症护理人员的技术业务培训工作是急危重症护理学发展的重要环节。首先要组织现有护理人员学习急诊医学和急危重症护理学，有计划地开展急危重症护理学知识讲座、技能培训，开展急危重症护理学的科学研究与学术交流，使急危重症护理学的教学、科研、实践紧密结合，加快人才培养，提高急救护理人员的专业技术水平，促进急危重症护理学的发展。

（六）急危重症医疗服务体系

急危重症医疗服务体系是由院前急救、院内急诊科救护、重症监护共同形成的为急危重症患者实施救护服务的急救网络。它包括完善的通信指挥系统、现代化的现场救护设施、高水平的医院急诊服务和设备齐全的重症监护病房，担负院前的现场急救、途中护送，以及院内急诊抢救与监护全过程的工作。

1. **建立健全急危重症组织网络** 医疗救护网是在城市各级卫生行政部门和所在单位直接统一领导下，实施急救的专业组织。医疗救护网承担现场急救、途中护送及医院急诊抢救的全过程，主要内容包括：

（1）**院前急救通信网络** 通信是院前急救的主要内容之一。首先，我国设置了全国统一号码为120的急救电话，城市的主要医疗机构还设立有急救专线电话，以确保在紧急情况下通信畅通，随叫随到；其次，利用通信卫星或无线电通信系统进行通讯联络，定位准确，而且快速灵活，便于调度指挥。

（2）**院前急救运输工具** 多数急救运输工具以救护车为主，也可根据不同地区的地理、气候及物质条件发展急救直升机或快艇；在紧急情况下，有关部门应向具有快速运输工具的单位和部队提出呼救请求援助，而各部门都应积极回应予以支援。各级政府和急救医疗指挥部门在特急情况下，有权调用本地区各部门和个体运输工具，执行临时性急救运送任务。

（3）**院前急救人员的组成** 院前急救人员一般由城市急救医疗单位人员组成。急救人员要具有较丰富的临床经验和扎实的基本功，须经过专门的急救培训，具有独立操作能力。急救人员以急诊科、内科、外科医生和护士为主。

（4）**社会参与** 急诊救护离不开社会的支持。要广泛利用社区医疗服务、电台、电视等宣传工具，积极普及急救知识。如开辟绿色救护通道，广泛开展群众性卫生救护训练，如心肺复苏术、简单的止血包扎及骨折固定与搬运等处理方法，在专业人员未到达现场前能正确及时地进行自救和互救。

（5）**现场急救与转运** 详见模块十。

（6）**重症监护病房** 是集中收治危重病患者的医疗单位，在重症监护病房中进行全面系统的检查、治疗及护理，最大限度地保证患者的生命安全，提高抢救成功率。

2. **急危重症医疗体系的管理** 急危重症患者能否得到及时有效的救护，不仅取决于急危重症医疗护理技术问题，更主要的是取决于能否在较短的时间内获得救治的保证。因此，各级政府应切实加强对急诊急救医疗服务体系的领导和管理，根据本地区的实际情况，将城乡急救医疗事业纳入当地社会发展规划，并组织卫生、公安、交通、通讯等部门，共同协作，各尽其责，把各项抢救工作落到实处，真正体现出"时间就是生命"，才可有效地降低各种急性疾病及意外伤害事故的致死率和致残率。

复习思考

1. 抢救严重多发性创伤患者的最佳时间为（　　　）

  A. 30 分钟内   B. 10 分钟内   C. 20 分钟内

  D. 15 分钟内   E. 40 分钟内

2. 现代医学研究证实，人脑所能耐受的循环停止临界时间一般为（　　　）

  A. 4~6 分钟   B. 5~7 分钟   C. 6~8 分钟

  D. 1~2 分钟   E. 2~3 分钟

3. 抢救呼吸心跳患者的最佳时间是（　　　）

  A. 1 分钟   B. 2 分钟   C. 3 分钟

  D. 4 分钟   E. 5 分钟

扫一扫，知答案

扫一扫，看课件

模 块 二

院前急救与护理

【学习目标】

1. 掌握院前急救原则、现场评估与救护，以及转运途中监护。
2. 熟悉院前急救流程，以及常见交通事故、火灾、地震的救护。
3. 了解院前急救模式、院前急救设置与管理。

项目一 院前急救概述

📚 案例导入

女性，35岁，早上骑电瓶车上班，路上被疾驰的汽车撞伤。现场情况：患者神志不清，面色苍白，呼吸困难，左侧头部有6.0cm头皮裂伤，左上臂肿痛、畸形、不能运动，可触及骨折断端，全身多处擦伤。请问：

1. 如何拨打120急救电话？
2. 如何对该患者进行现场急救？

一、院前急救概念

院前急救（pre-hospital emergency medical care）是指急危重症患者进入医院前的医疗救护，包括患者发生伤患现场的紧急呼救、现场救护、合理转运和途中救护等环节，是急救医疗服务体系（emergency medical service system，EMSS）的第一个重要环节。院前急救成功与否不仅取决于院前医疗急救水平，也与公民的自我保护意识、自救与互救能力密切相关。

二、 院前急救特点

院前急救情况特殊、环境复杂、条件艰苦,具有以下的特殊性。

1. **社会性强** 急救服务跨出了纯粹的医学领域,早已融入人们的日常生活,涉及社会各个方面,成为社会运转和公民休养生息的基础性必备元素。

2. **随机性强** 患者何时呼救,重大灾害或事故何时、何地发生,往往是个未知数,无法预测。

3. **应急性强** 救援对象事先不知,突然发生的灾难事故有时是单一、分散的,有时是多人、集中的。急救人员、物资、药品必须始终处于完好的应急状态。

4. **时间紧急** "与死神赛跑","时间就是生命"。接到急救电话,1分钟内调派车辆,3分钟内必须出车,迅速赶赴现场,及时抢救患者,刻不容缓。

5. **病情复杂** 急救病种复杂多样且瞬息万变,急救人员必须综合运用医学知识、急救技术在短时间内做出初步的筛选、正确的判断和有效的处理。

6. **工作环境差** 任何场所都有可能发生意外事故,院前急救的环境大多较差,如抢救场所狭窄、光线暗淡,人群拥挤嘈杂,险情未排除,交通路况恶劣等。

7. **体力强度大** 随时待命,赶往现场途中颠簸,有时要徒步急行,到达患者身边后立即就地抢救,随后搬运患者等,每一个环节都要消耗一定的体力。

8. **医疗风险高** 院前急救客观救治条件、医务人员责任心和救治能力参差不齐,患者法律维权意识等因素交织,相比院内救治,院前急救风险更高。

9. **对症急救为主** 院前急救常常没有足够的时间和良好的条件让救护人员进行准确诊断与鉴别诊断,只能对症处理。

三、 院前急救原则

院前急救工作以人为本、以生命为中心,应遵循以下的原则对急危重症患者采取及时有效的急救措施,以挽救生命。

1. **准确受理呼救** 接到群众呼救后,迅速明确需要紧急救护的地点、事件、人数,快速对患者的情况做出初步估计,准确调派急救车辆和人员。

2. **急救与呼救并重** 遇有成批伤患时,急救和呼救、自救与互救同时进行,积极争取外援,现场迅速处理,沉着冷静、临危不乱。

3. **现场紧急处置** 常见急症应进行现场初步处理,如对患者进行基本急救技术(止血、包扎、固定、搬运)、徒手心肺复苏等。

4. **先重伤后轻伤** 若同时有生命垂危和伤情轻微的患者,优先抢救危重患者,后抢救较轻患者。

5. 先救治后运送 经过现场初步救治，维持生命后再送往医院，转运途中继续观察患者伤情变化，确保安全。

6. 听从指挥，及时报告 保护现场，听从政府有关部门的统一指挥，听从当地急救指挥中心的统一调度，及时报告救治情况，安全、迅速、有效地完成急救任务。

四、 院前急救模式

（一）院前急救的响应模式

世界上主要存在两类院前急救响应模式，即美-英模式和法-德模式。

1. 美-英模式 该模式的主要特征是将患者带回医院治疗，以现场对症处理为主，优点是人力资源成本较低，费用大多免费或保险支付。

2. 法-德模式 该模式的主要特征是将医院带到患者身边，以执业的急救医师为主，在病人到达医院前抢时间进行高质量的医疗救助，强调救护措施尽量高质量和现场医疗急救的重要性，优点是急救技术更好、服务更专业、更符合生命科学原则。

（二）我国院前急救的运转模式

由于经济水平、城市规模、急救需求、急救资源等多方面因素，各地区在原有医疗体系的基础上，形成了各具特色的院前急救运转模式，可归纳为指挥型、独立型、院前型、依托型、附属消防型等模式。尽管全国各地急救运转模式不尽相同，但就院前急救组织质量管理内容而言，共性的环节包括通信、运输、医疗（急救技术）、急救器材装备、急救网络、调度管理等，其中前三项被认为是院前急救的三大要素。

五、 院前急救设置与管理

卫生计生行政部门按照"统筹规划、整合资源、合理配置、提高效能"的原则，对院前急救机构实行属地化、全行业管理。"120"急救电话是院前急救唯一的服务呼救号码，是院前急救机构受理医疗救援呼救，代表卫生行政部门协调、指挥医疗资源，应对灾害事故和突发公共卫生事件的重要工具。

（一）院前急救系统设置

院前急救应与当地社会、经济发展和医疗服务需求相适应，以急救中心（站）为主体，与急救网络医院组成院前医疗急救网络共同实施急救。县级以上地方卫生计生行政部门将院前医疗急救网络纳入当地医疗机构设置规划，按照就近、安全、迅速、有效的原则设立，统一规划、统一设置、统一管理。设区的市设立一个急救中心；因地域或交通原因，设区的市院前医疗急救网络未覆盖的县（县级市），可以依托县级医院或独立设置一个县级急救中心（站）；设区的市级急救中心统一指挥调度县级急救中心（站）并提供业务指导。

（二）院前急救标识设置

全国院前医疗急救呼叫号码为"120"，其他单位和个人不得设置"120"呼叫号码或者其他任何形式的院前医疗急救呼叫电话。急救中心（站）、急救网络医院救护车，以及院前医疗急救人员的着装应当统一标识，统一标注急救中心（站）名称和院前医疗急救呼叫号码。院前急救标识以圆形为基底，圆形外配以橄榄枝组合，给人一种平和安全的感觉；圆形中心采用国际急救标志蛇杖"生命之星"，生命之星交叉的六臂象征急救医疗服务"发现、报告、反应、现场救护、运输途中监护、转至院内救护"六大系统功能；圆环上配以汉字及拼音；采用蓝、黄两种颜色，具有很重要的稳定性和醒目性；标识外形和内涵具有国际性（图2-1）。

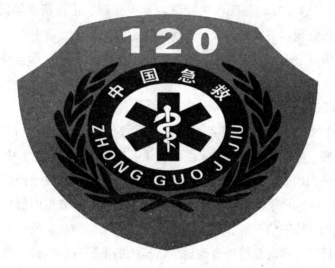

图2-1 院前急救标识

（三）院前急救行政管理

急救中心（站）应当符合医疗机构基本标准，由卫生计生行政部门按照《医疗机构管理条例》设置、审批和登记。未经卫生计生行政部门批准，任何单位及其内设机构、个人不得使用急救中心（站）的名称开展院前医疗急救工作。急救网络医院按照其承担任务达到急救中心（站）基本要求，县级以上地方卫生计生行政部门根据院前医疗急救网络布局、医院专科情况等指定急救网络医院，并将急救网络医院名单向社会公布。急救中心（站）和急救网络医院应当按照就近、就急、满足专业需要、兼顾患者意愿的原则，将患者转运至医疗机构救治，任何单位和个人不得因指挥调度、费用等因素拒绝、推诿或者延误院前医疗急救服务。

卫生计生行政部门一方面应加强对院前医疗急救专业人员的培训，定期组织急救中心（站）和急救网络医院开展演练，推广新知识和先进技术，提高院前医疗急救和突发事件紧急医疗救援能力与水平；另一方面应按照有关规定，根据行政区域内人口数量、地域范围、经济条件等因素，加强应急储备工作。

（四）院前急救执业管理

急救中心（站）和急救网络医院开展院前医疗急救工作应当遵守医疗卫生管理法律、法规、规章和技术操作规范、诊疗指南。急救中心（站）设置"120"呼叫受理系统和指挥中心，制订院前医疗急救工作规章制度及人员岗位职责，负责院前医疗急救工作的指挥和调度，按照院前医疗急救需求配备通信系统、救护车和医务人员，开展现场抢救和转运途中救治、监护，保证院前医疗急救工作的医疗质量、医疗安全、规范服务和迅速处置。急救网络医院按照急救中心（站）指挥和调度开展院前医疗急救工作。急救中心（站）和急救网络医院应当做好"120"院前医疗急救呼叫受理、指挥调度等记录及保管工作；并按照医疗机构病历管理相关规定，做好现场抢救、监护运送、途中救治和医院接收等记录及保管工作。县级以上地方卫生计生行政部门对急救中心（站）和急救网络医院的执业活动进行检查指导。

（五）院前急救通信配置

急救中心（站）通信系统应当具备系统集成、救护车定位追踪、呼叫号码和位置显示、计算机辅助指挥、移动数据传输、无线集群语音通信等功能。急救中心（站）应配置与其功能和建设规模相适应的通信系统，包括：计算机系统、有线通信系统、无线集群系统、闭路电视监控系统、电子地图和卫星定位系统，以及114数据库信息系统等。通信系统配置标准：有线和无线通信系统、数字交换系统、三字段信息系统（当呼救者用电信座机拨通120急救电话时，调度系统可自动显示该座机的电话号码、机主姓名和具体装机地址）、数字录音系统（应设双机热备份）、地理信息系统（GIS）、全球卫星定位系统（GPS，省会以上城市应包括急救车辆定位和数字信息，省会以下城市可以仅有导航定位功能）、电子大屏幕投影系统、LED条屏显示系统、UPS应急电源系统、视频监控系统等，满足社会急救的需求。近年来，计算机电信集成技术与数字化院前急救系统、一键式手机急救APP等现代通信手段与移动互联网技术相结合，实现了调度指挥中心与呼救者及调度指挥中心与医院、急救车辆之间的实时通信、指令收发，通过音频、视频数据采集和远程会诊，提前抢救时间，使院前急救更加快捷、高效。

（六）院前急救人员管理

我国院前急救人员包括调度员、急救医师、急救护士、医疗救护员、驾驶员、担架员、管理人员、工勤人员及其他人员。从事院前医疗急救的专业人员包括调度员、医师、护士和医疗救护员。急救中心（站）应当配备调度员，每天24小时受理"120"院前医疗急救呼叫，调度员应当经设区的市级急救中心培训合格。医师和护士应当按照有关法律、法规规定取得相应执业资格证书。医疗救护员应当按照国家有关规定经培训考试合格取得国家职业资格证书，上岗前应当经设区的市级急救中心培训考核合格。救护车驾驶员必须取得相应驾驶证照，遵守《中华人民共和国道路交通管理法》及有关交通安全管理的规章规则，安全驾车。总之，院前急救人员均应严格按国家相关的法律、法规规定，统一安排培训、考核后上岗，并定期举行在岗培训。

（七）院前急救车辆管理

县级以上地方卫生计生行政部门根据区域服务人口、服务半径、地理环境、交通状况等因素，按照每4.5万人口一辆救护车配备院前医疗急救车辆。城市急救车辆所用的普通监护型救护车和负压监护型救护车的比例宜为（4~6）：1。救护车应当符合救护车卫生行业标准，标志图案、标志灯具和警报器应当符合国家、行业标准和有关规定。普通监护型救护车和负压监护型救护车的配置标准，见表2-1。

表2-1 普通监护型救护车和负压监护型救护车配置标准

配置项目	普通监护型	负压监护型
急救箱	手提出诊专用急救箱	手提出诊专用急救箱
固定装置	骨折负压固定装置	骨折负压固定装置
呼吸机	气动急救呼吸机	无创呼吸机
吸引器	手持或脚踏吸引器	电动吸引器
监护仪	手提多参数监护仪	除颤监护仪
心电图机	便携式心电图机	十二导联心电图机
担架	铲式、折叠、车式担架各一	铲式、自动上车担架各一
其他	氧气袋等	呼吸系统急救箱
		循环系统急救箱
		创伤外科急救箱等
		防护服3套等

急救中心（站）和急救网络医院不得将救护车用于非院前医疗急救服务。除急救中心（站）和急救网络医院外，任何单位和个人不得使用救护车开展院前医疗急救工作。急救车辆应定期检查和维修，保持车况良好，确保车辆正常行驶。

（八）院前急救物品管理

制订院前急救物品准备和保养的质量标准，实行专人管理，对急救物品每天清查、班班交接、出诊完毕及时补充物品，保证足够数量；每周落实常备工作，每月大清查1次，发现问题，及时反馈。急救仪器使用前应进行培训，熟悉仪器性能、使用方法和保养要求；建立完整的器械维修、保养、检查程序，使急救物品应急备用状态完好率达100%。常用药品配置，见表2-2。

表2-2 院前急救常用药品

类别	药品名	数量（支）
呼吸兴奋药	尼可刹米、洛贝林	10
抗休克	盐酸肾上腺素、异丙肾上腺素、间羟胺、多巴胺	10
血管扩张药	硝酸甘油针剂、硝普钠、酚妥拉明、硝酸甘油片剂（1瓶）	10
抗心律失常药	利多卡因、维拉帕米、胺碘酮	10
平喘药	氨茶碱、沙丁胺醇喷雾剂（1瓶）	10
抗心力衰竭药	毛花苷C	5
受体拮抗药	纳洛酮、盐酸山莨菪碱	10
止血药	酚磺乙胺、垂体后叶素	10
镇静、镇痛药	苯巴比妥钠、地西泮、哌替啶、吗啡	5
脱水利尿药	20%甘露醇、呋塞米	10
解毒药	阿托品、氯解磷定	10
激素类药	地塞米松、胰岛素	10
抗过敏药	苯海拉明、异丙嗪	5
其他	5%碳酸氢钠、10%氯化钾、10%葡萄糖酸钙	10
	低分子右旋糖酐500mL、0.9%生理盐水500mL	
	5%糖盐水250mL、5%葡萄糖250mL、10%葡萄糖500mL	

项目二　院前急救护理

急救人员到达急救现场，无论面对何种疾病和伤情，应立即保证患者脱离险情，先救命后治伤，保护患者的生命安全，防止伤情恶化或再次受伤。院前急救护理工作内容包括现场紧急呼救与伤员分类、现场救护、转运与转运途中的监护三部分。其中，现场救护是核心任务。

一、紧急呼救

院前急救启动由呼救系统开始。呼救系统的畅通，在国际上被列为抢救危重患者的"生命链"中的"第一环"。有效的呼救系统对保障危重患者获得及时救治至关重要。应用无线电、电话和急救APP向"120"急救中心呼救，必须用最精炼、准确、清楚的语言说明患者所处的位置、目前的情况及严重程度、患者的人数及存在的危险，以及需要何类急救。呼救要与现场处理相结合，边呼救边处理。

1. 克服惊恐和焦躁情绪，简要清楚地说明患者主要的病情和详细地址。

（1）说清楚具体病情　包括患者的姓名、性别、年龄，以及目前最危重的情况，如昏倒、呼吸困难、大出血等。不论是否有外伤，只要周围的环境不会继续对患者造成伤害，都尽可能不要随意移动患者，以免造成患者的进一步损伤。遇到突发事件时，需说明伤害性质、严重程度、受伤人数及现场所采取的救护措施，以便指挥中心调集救护车辆、报告政府部门，以及通知各医院救援人员集中到出事地点。

（2）说清楚具体地点　患者所在的准确地点，如某区某路某号，某小区某栋某单元某楼某门牌号。有时急救现场可能会发生在陌生的地域，要尽可能告诉调度员现场附近显著的地标或道路的交汇处，如：大型的某商场、著名的纪念碑旁、某酒店旁、某高速路往某方向多少公里处等，这样为施救定位缩小难度。如果不清楚身处位置，也不要惊慌，因为急救指挥调度中心可以通过地球卫星定位系统追踪呼救者的正确位置。

2. 不要先放下话筒，将电话保持畅通。说明伤病情和地址等信息后，要等急救机构调度人员先挂断通话。尽量别用呼救的电话去拨打其他电话，在急救车出车后，救护人员会通过预留电话与呼救者进行联系，以进一步确定病情变化及地址，所以别让无关的电话占用生命线。

3. 留人在路口等待、迎接、引导救护车。派出 1～2 人带上联系电话到呼救时所提到的有明显标志处的社区、住宅门口或农村交叉路口等待救护车。若在 20 分钟内救护车仍未出现，可再拨打 120。与救护车会合后，积极引导救护人员准确找到事发地，减少找寻患者的时间。

4. 疏通搬运患者的通道。在等待救护人员到来的期间，把患者身边一切可能阻碍急救的物品拿走，为患者留出畅通无阻的生命通道。需要搬运患者时，如果是深夜电梯停运的楼房，应先与物业沟通好，让他们打开电梯；若是走楼梯，则应尽量清理楼道，移除影响搬运的杂物，方便担架快速通行。

二、 现场评估

现场评估是指在疾病急发或灾害事故现场，急救人员对患者的病情或伤情进行全面检查的过程，包括病因评估、病史与诱因评估、症状与体征评估、护理体检评估。

1. **病因评估**　到达急救现场后迅速评估造成疾病急发或意外发生的原因，是否存在继续伤害患者的危险，如有危险存在应快速正确地使患者脱离危险，确保安全。

2. **病史与诱因评估**　通过对患者、目击者或家属进行询问，了解病情或伤情发生经过。评估患者既往有无冠心病、高血压、脑血管意外等病史，有无呼吸道感染、劳累过度、情绪激动等诱发因素；评估车祸伤的患者有无疲劳驾驶、酗酒驾驶等诱因；评估高空坠落伤的患者有无高血压、眩晕症等病史；评估地震、电击伤、中毒患者是否存在继续受伤的危险等。注意搜集与病情、伤情相关的关键细节，询问应简单明确，评估应抓住重点。

3. 症状与体征评估 症状是指患者主观感受到的不适或自己发现的异常表现，可由别人代诉，如头痛、头晕、血尿、便血等，疼痛是疾病和外伤患者最常见的症状。体征是医务人员利用自己的感官（视、触、叩、听）或者医疗器具（血压计、叩诊锤等）发现的患者病理生理变化，生命体征监测是患者不可缺少的监测项目。

4. 护理体检评估 通过便携式心电图机、除颤仪、监护仪，监测患者生命体征各种指标是否正常及波动的范围，监测患者有无发生急性心肌梗死、心肌缺血、危险性心律失常等。患者病情、伤情评估主要是通过护理体检来实现。

（1）护理体检原则 ①尽量不移动患者的身体，尤其对不能确定伤势的创伤患者；②注意倾听患者或目击者的主诉，特别是与发病或创伤有关的细节；③重点查看与主诉相符的症状、体征及局部表现；④应用基本的物理检查，侧重对生命体征的观测和可用护理方式解决的问题。

（2）护理体检程序 根据实际情况，按解剖结构对患者的头部、颈部、脊柱、胸部、腹部、骨盆及四肢进行全身系统检查，有针对性地重点观察患者的生命体征及受伤与病变主要部位的情况（与现场检伤一致），防止漏诊。

1）头部评估 触摸患者头皮、颅骨和面部，观察外形，有无外伤或骨折；观察眼、耳、鼻、口部有无伤口、出血、骨折、异物、充血、水肿，有无视物不清、听力下降、口唇发绀、牙齿脱落、面色苍白等。

2）颈部评估 观察颈部外形与活动有无改变，有无损伤、出血、血肿，有无颈部压痛、颈项强直。触摸颈动脉搏动和节律，观察气管是否居中，是否有颈椎损伤。

3）脊柱评估 主要针对创伤患者，在未确定是否有脊髓损伤时，不可盲目搬动患者。检查时用手平伸向患者后背，自上而下触摸，检查有无肿胀、疼痛或形状异常。

4）胸部评估 观察锁骨有无异常隆起或变形，略施压力时有无压痛，确定有无骨折；观察胸部有无创伤、出血或畸形、肋骨骨折；观察呼吸状态，吸气时两侧胸廓是否对称，询问是否有胸痛及疼痛部位。

5）腹部评估 观察腹部外形有无膨隆、凹陷，有无创伤、出血或腹式呼吸运动，腹部有无压痛、反跳痛及肌紧张，确定有无脏器损伤及损伤范围。

6）骨盆评估 检查者将双手分别放在患者髋部两侧，轻轻施加压力，观察有无疼痛或骨折，检查外生殖器有无损伤。

7）四肢评估 检查四肢有无肿胀、压痛或畸形；观察四肢运动、活动度，皮肤感觉、温度与色泽；检查足背动脉搏动情况、肢端温度与甲床血液循环情况。

三、 现场救护

（一）采取合适的体位

采取正确卧位可使患者舒适，减少再损伤，预防并发症，有利于各种检查和评估。

1. **头颈部外伤** 不要随意搬动和摇动患者头、颈部，采取头、颈部与身体轴线一致的仰卧位，翻身时应采取轴线翻身法。单纯头部外伤取头略抬高仰卧位，面色发红取头高足低位，面色青紫取头低足高位。

2. **呼吸心搏骤停** 取仰卧位，置于平地上或硬板上，松解衣领及裤带，便于进行现场心肺脑复苏术。

3. **意识障碍** 取安全、舒适体位，平卧位头偏一侧或屈膝侧卧位，使患者最大限度地放松，保持呼吸道通畅，防止误吸。

4. **意识清晰** 根据受伤、病变的部位摆放正确的体位：急性哮喘、急性左心功能衰竭患者取半坐位或端坐位，有利于改善呼吸困难；咯血的患者取患侧卧位，减轻咯血并防止血液流入健侧支气管和肺内；胸部损伤患者取半卧位或伤侧向下的低斜坡卧位，以减轻呼吸困难；腹痛或腹部损伤患者取屈膝仰卧位，膝下垫高使腹部肌张力减轻；休克患者取中凹卧位，头和躯干抬高 20°～30°，下肢抬高 15°～20°，以利于呼吸及增加回心血量；四肢骨折患者应制动，与肢体长轴保持一致，避免疼痛和再次损伤；脚扭伤等下肢外伤患者适当抬高下肢 15°～20°，以减轻肿胀及出血；毒蛇咬伤时患肢放低以减慢毒汁的扩散。

（二）维持呼吸系统功能

维持呼吸系统功能包括吸氧、清除分泌物及痰液、采取合适的体位、保持呼吸道通畅；应用呼吸兴奋药和扩张支气管药物；喉部损伤所导致的呼吸道不畅者，应早期行环甲膜切开或气管切开术；呼吸停止的患者立即进行人工呼吸，或面罩、气囊辅助呼吸，气管插管通气；对张力性气胸患者进行穿刺排气，对开放性气胸患者封闭伤口，对血气胸患者行胸腔闭式引流；对多根多处肋骨骨折伴有反常呼吸者，给予加压包扎固定，浮动胸壁、保持呼吸道通畅等措施。

（三）维持循环系统功能

维持循环系统功能包括活动性大出血的处理；急性心肌梗死、心力衰竭、急性肺水肿、高血压危象和休克的处理；严重心律失常的药物治疗；心电监护、电除颤和心脏起搏器的使用及心肺脑复苏等。迅速建立有效的静脉通路，使用针管直径较大的静脉穿刺针，尽量选用静脉留置针，穿刺部位一般选择前臂静脉或肘正中静脉，保证短时间内快速输入液体和药物，对抢救创伤出血、休克等急危重症病人，在短时间内扩充血容量有利。

（四）维持中枢神经系统功能

维持中枢神经系统功能包括对急性脑血管疾病、急性脑水肿及癫痫发作的急救护理。

（五）对症处理

对症处理包括止血、止痉、止痛、止喘、止吐等。如处理活动性出血，给予加压包扎，必要时用止血带止血；处理开放性骨折的外露断端，用无菌敷料包扎、棉垫保护创面，减轻疼痛。

四、转运及途中监护

转运包括搬运和运输两部分。现代急救医学把医疗救护的转运作为院前急救的重要组成部分，它是连接急救医疗服务体系的重要纽带，被称作抢救急危重症患者的"流动医院"或"活动急救站"；不间断抢救的转运空间也是急救人员实施院前抢救的场所，即"浓缩急诊科"。快速、安全及医疗监护下的转运，不仅可以使患者得到进一步的治疗，也是提高抢救成功率的重要保证。

（一）转运工具

我国院前急救常用的转运工具有担架、平板车、救护车、急救列车、急救船或快艇，部分城市有急救专用的直升机。一般应根据不同的病情选用合理的搬运方法，结合运输工具的特点与实际情况选用合适的转运工具。

（二）转运途中监护

1. **担架转运与途中监护** 担架具有舒适平稳、不受道路和地形等条件限制、取材灵活的特点。但有速度慢、人力消耗大、受气候条件影响的缺点。担架包括普通担架和硬板担架。

（1）普通担架 ①在行进途中要保持患者身体在水平状态，患者头部在后，下肢在前，利于病情观察。上坡、下坡时，患者头部应在高处一端，减轻患者不适；②多人抬担架时步调力求协调一致、平稳，防止前后左右摆动、上下颠簸而增加患者的伤痛；③保证途中安全和舒适，必要时在担架上捆系保险带，将患者胸部、下肢与担架固定在一起以防患者跌落、摔伤；④监护患者病情或伤情的变化，如呼吸、面色、表情、伤口是否有渗血或出血等；⑤每隔3~4小时翻身一次；⑥做好防雨、防暑、防寒防护等措施。

（2）硬板担架 若患者脊椎损伤，应保持脊柱轴线稳定，将患者身体固定在硬板担架上搬运，注意观察生命体征变化，预防并发症发生。对确定或疑有颈椎创伤的患者要使头、颈、躯干在同一水平面上，尽可能用颈托保护颈部，转运时尽可能避免颠簸，不摇动患者的身体，加强患者呼吸和生命体征变化等监护。

2. **救护车转运与途中监护** 救护车具有快速、机动、方便、受气候条件影响小的特点。但有颠簸和晕车的缺点。①救护车转运途中如道路不平，患者易受行驶颠簸，特别是在拐弯、上下坡、停车或调头中容易发生，当患者晕车时，会出现恶心、呕吐，增加伤痛。因此，应注意保持稳定行驶和加强防护，给患者安置合适体位，避免病情加重、坠落事件发生等；②转运中应注意密切监护病情变化，特别注意观察患者的面色、表情、呼吸的频率与节律，观察呕吐物、分泌物、引流物的颜色、气味和量，以及伤口敷料浸润程度等，发现异常及时处理；③对于生命体征不稳定、途中可能有生命危险的患者，应暂缓用救护车长途转送。

3. 列车转运与途中监护 列车转运具有单次运送量大、方便、平稳的特点。但有环境拥挤、颠簸、通风差、噪音大、设备药品不全，以及上下车不便的缺点。①大批患者进行列车运输时，每节车厢应按病情轻重进行调配，急危重症患者必须重点监护，做好标识，随时观察病情变化，发现异常及时处理；②列车运输途中应兼顾各类患者，密切监护重症患者，关心照顾一般患者，安抚引导轻症患者；③因人员拥挤、车厢内环境较差，护士既要按病情监护和护理患者，还要注意对车厢内环境的保护，尽量减少异味，减少噪音。

4. 轮船转运与途中监护 轮船转运是水路转运，具有平稳舒适的特点。但有速度慢、噪音大、易受风浪颠簸和晕船的缺点。①汽艇转运速度快，常常是洪涝灾害时的转运工具，在转运途中要注意患者体位的放置，尽可能平稳行驶，防止船上人员呕吐；②危重患者不宜船运，晕船者服用茶苯海明，呕吐者头偏向一侧；③急救人员要注意安全，防止传染病的发生。

5. 飞机转运与途中监护 飞机转运具有速度快、效率高、平稳、不受道路地形影响等特点。但有上升和下降时气压变化、噪音、颠簸及晕机的缺点。①转运途中应加强监护。随着飞行高度的上升，空气中氧含量减少，氧分压下降，心功能不全患者会加重病情；飞机的上升或下降会造成气压的升降变化，开放性气胸的患者会出现纵隔摆动，加重呼吸困难；腹部手术的患者可引起或加重腹部胀气、疼痛、伤口裂开；飞机的噪音、震动、颠簸等还会引起患者晕机，出现恶心、呕吐。②应将患者横放于舱内，注意保暖和呼吸道湿化（因高空温度、湿度较地面低）。③做好特殊患者的监护，如休克患者头朝向机尾，以免飞行中引起脑缺血；外伤致颅内高压患者应先行骨片摘除减压后再空运；脑脊液漏患者因空中气压低会增加漏出液，应用多层无菌纱布覆盖加以保护，严防逆行感染；腹部外伤有腹胀患者应行胃肠减压术后再空运；气管插管的气囊内注气量要较地面少，以免高空低压使气囊膨胀造成气管黏膜缺血性坏死（因高空低压会使气囊膨胀，压迫气管黏膜）。

（三）转运途中监护的注意事项

1. 转运途中要正确实施院前急救护理技术，如输液、吸氧、吸痰、气管插管、气管切开、心肺脑复苏、深静脉穿刺等措施，注意保护各种管道的固定、畅通，不受转运影响。

2. 转运途中要保持患者生命体征的平稳，用先进的多功能监测、治疗方法，加强生命监护，随时监测患者呼吸、体温、脉搏、血压等生命体征变化，注意患者神志、面色、出血等变化。

3. 使用仪器（如心电监护仪）以对患者进行持续心电监测，当出现病情突变，应在途中进行紧急救护，如采取心电除颤等。

4. 及时记录患者病情及抢救情况，并与医院急诊科做好交接工作。

项目三 常见灾难救护

21世纪以来，世界范围内的灾难问题日益严重，造成了重大的人员伤亡和财产损失，灾难救援被推向一个前所未有的重视高度。实现灾难科学救护的前提是具备灾难救护技能，以从容应对突如其来的各种灾难。

一、交通事故

交通事故伤（traffic crash injury）是指交通事故时机械力作用于机体造成的组织损伤和功能障碍。在道路交通事故中，车、路、人三个因素在力的作用下对人体造成伤害，作用力的大小、方向决定损伤的程度。交通事故伤有数个类型，如撞击伤、烧伤、碾压伤、爆炸伤等。其中撞击伤最常见，由于其致伤因素多，故多发伤和复合伤发生率比较高。

（一）主要伤情

1. **机械性损伤** 包括人体各部位的擦伤、挫伤、撕裂伤与撕脱伤、脱位、骨折、肢体离断、贯通伤等。其中，以头面部及四肢损伤比例最高，其次为胸腹部和脊柱伤。交通事故伤骨折发生率高，其次为多发伤、复合伤。严重颅脑、胸部损伤及大出血为主要致死原因。

2. **非机械性损伤** 是指在交通事故中非机械原因所致的机体损伤，如烧伤、淹溺等。

（二）救援要点

1. **检伤分类** 首批救援人员赶到现场后应迅速评估现场情况，确定是否需要增援，并设置必要的警戒线和警戒标志。谨慎解除危险，尽快使正在受到威胁的人员和财产脱离险境。专人负责对伤者按照检伤分类原则进行检伤分类、填写伤者分类卡，以确定需立即现场处置的生命垂危伤者及需要优先送到医院的重伤者。

2. **现场救护**

（1）创伤出血

1）外出血时：①一般对伤口进行加压包扎止血，如果伤口内有碎骨片、玻璃碎片或插入异物、腹腔脏器脱出等情况，则包扎时不可加压；②四肢出血可使用止血带临时止血，注意醒目标记止血带的应用时间和放松时间；③深部组织出血可采用敷料填塞加压包扎止血；④喷射状出血可采用钳夹止血。

2）内出血时，应迅速建立静脉通路，立即送往附近医院手术止血。

（2）损伤性窒息予半卧位、头偏向一侧，松解颈部衣扣，清除口腔血块及异物；舌后坠影响呼吸时设法将舌牵拉至口外固定，有条件时使用口咽通气管，必要时现场进行环甲膜穿刺或气管切开，给氧。

（3）头部损伤　注意观察有无颅内出血及颅骨骨折等情况。

（4）胸腹损伤　注意危及生命伤情的处理，如出血性休克、血气胸、脏器破裂等。对开放性气胸者，用厚敷料在伤者呼气末将伤口暂时封闭，并做加压包扎；腹部脏器脱出者予以清洁敷料覆盖、固定，不可把已脱出脏器送回腹腔。

（5）骨折　四肢骨关节伤应在现场加以固定，可采用夹板固定，也可利用躯干或健肢固定；脊柱损伤需妥善固定，并采用轴线搬运，防止继发性损伤。

（6）肢体离断　对离断肢体残端行止血包扎，离断肢体用清洁敷料包裹并低温隔水保存，迅速随伤者送往医院。

3. **转运护理**　根据伤者的检伤分类情况，对伤者实施正确及时的搬运和运送。具体转运技术可参阅本书相关内容。

二、 火灾

火灾（fire accident）是指在时间或空间上失去控制的灾害性燃烧现象，是一种不受时间、空间限制，发生频率最高的灾害。发生火灾必须同时具备三个条件：可燃物、助燃物、引火源。随着经济建设的快速发展，新能源、新材料、新设备的广泛开发利用，火灾发生频率越来越高，造成的损失也越来越大，已成为我国发生频率最高、破坏性最强、影响最大的灾害之一。

（一）主要伤情

1. **火焰烧伤**　火灾中人体直接与大火接触引起烧伤。

2. **热烟灼伤**　火灾中烟雾流动，高温烟雾可致呼吸道灼伤，造成组织肿胀、阻塞呼吸道而导致窒息死亡。

3. **浓烟窒息**　火灾中物体燃烧会产生大量的烟气，当人吸入高浓度烟气后，大量的烟尘微粒有附着作用，导致气管及支气管严重阻塞，损伤肺泡壁，造成严重缺氧而窒息死亡。

4. **中毒**　火灾中的烟雾往往含有有毒气体，可迅速致人昏迷，并强烈刺激人的呼吸中枢和肺部，引起中毒性死亡。资料显示，火灾中80%的死亡人数是因吸入有毒气体所致。

5. **砸伤、埋压**　火灾中可发生建筑物构件坍塌、吊挂物件坠落等，导致砸伤、埋压遇险人员及救援人员。

6. **刺伤、割伤**　火灾过程中可发生许多建筑物材料爆裂及玻璃破裂，形成各种形式的利刃物体，随时可致机体刺伤、割伤，甚至引起失血性休克而死亡。

（二）救援要点

1. **烧伤** ①迅速撤离火场；②保持呼吸道通畅；③给氧；④现场可给予镇痛药，口服淡盐水；⑤现场烧伤创面一般不做特殊处理，Ⅰ度烧伤可冷水冲洗、浸泡20～30分钟，注意保护创面；⑥呼吸心跳停止者，若资源允许，立即进行心肺复苏；⑦化学烧伤，需立即脱掉被污染的衣物，用清水持续冲洗创面30分钟以上。

2. **中毒** ①迅速将伤者移至通风处；②清除口鼻分泌物和炭粒，保持呼吸道通畅；③给氧；④窒息、呼吸心跳骤停者，立即开放气道，如呼吸心跳仍未恢复且条件允许，行心肺复苏术、气管切开或机械通气；⑤清醒者，注意有无晕厥史，应送往医院接受进一步检查。

3. **机器性损伤** 按照相应医疗救援程序予以处理。

4. **转运护理** 现场紧急处理后，应尽早转送伤者至医院接受治疗。特大面积烧伤患者（烧伤面积>70%）应在伤后1小时内送到指定医院，特重烧伤者（烧伤面积>50%或Ⅱ度烧伤>20%）应在伤后4小时内送到。临床上应根据具体情况而定，如果伤者出现休克，均应就地进行抗休克治疗，不可匆忙转运，以免加重伤情。转运途中需及时补液，监测血流动力学、血氧饱和度，确保伤者安全。

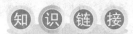

电梯逃生

当乘坐的电梯发生事故迅速往下坠落的时候，请保持冷静，不要慌张害怕，尽快把每一层楼的按键都按下；如果电梯内有手把，请握紧手把；将整个头背部紧贴电梯内墙呈一直线；屈膝并把脚跟提起（踮脚）；如果电梯中人少，最好把两臂展开握住扶手或紧贴电梯壁。

当紧急电源启动时，电梯可以立即停止下坠，这时需观察电梯墙壁，及时发现救援电话，利用警铃、对讲机或手机呼救；如果这些都没有，可拍门呼救。在等待救援人员到来之时，千万不要试图从里面打开电梯门，要保留体力等待救援。

三、地震

地震灾害（earthquake disaster）是指地震造成的人员伤亡、财产损失、环境和社会功能的破坏，具有突发性、不可预测性、频度较高、次生灾害严重和社会影响大等特点。

（一）主要伤情

1. **机械性损伤** 坍塌的建筑物、家具等砸伤和掩埋人体所致的机械力学损伤，以四肢远端骨折和软组织损伤最常见，占60%～70%，其次为脊柱损伤、胸腹部损伤。

2. **坠落伤** 多因受灾人员在地震发生时跳楼所致。

3. **完全性饥饿** 受灾人员长时间被困于废墟中，断食断炊，体内储存物质耗竭，导致代谢紊乱、虚脱而濒临死亡。

4. **挤压综合征** 受灾人员长时间受坍塌重物挤压，肌肉组织缺血坏死，并释放大量有害物质进入体内，可导致休克和肾功能衰竭。

5. **其他** 地震不仅可造成严重的原生灾害，还可引发许多次生灾害，如火灾、水灾、毒气泄漏等，这些次生灾害可致人员烧伤、淹溺、中毒等伤害。

（二）救援要点

1. **检伤分类** 迅速按照程序对所有伤者进行检伤，并按轻、中、重、死亡进行分类，根据分类结果将伤者安置到不同区域以便快速处置，注意对伤者的动态评估和再检伤。

2. **现场救护**

1）**呼吸道** 保持呼吸道通畅，防止持续性污染物的吸入，给氧。

2）**骨折** 就地取材对骨折部位进行固定，固定前后注意评估神经血管情况。

3）**完全性饥饿** 快速建立静脉通道，遵医嘱应用碱性液体及兴奋剂，注意保暖、给氧及适当的热饮料内服。

4）**挤压综合征** 迅速建立静脉通道，尽早补充液体，注意在解除挤压后尽快进行扩容治疗；如不能立即静脉补液，可口服补充含碳酸氢钠的液体，必要时在局部进行止血带短期结扎直至给予静脉补液；监测血压、尿量及受压局部情况。

3. **转运护理** 地震灾区大规模救援及后送通常采用军队作战模式进行，主要后送方式有三种：飞机后送、卫生列车后送和普通客车后送。具体转运技术可参阅模块二院前急救与护理。

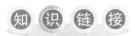

知 识 链 接

海啸

海啸是由海底地震、火山爆发、海底滑坡或气象变化产生的破坏性海浪。海啸的波速高达每小时700～800km，在几小时内就能横过大洋；波长可达数百公里，可以传播几千公里而能量损失很小；在茫茫的大洋里波高不足一米，但当到达海岸浅水地带时，波长减短而波高急剧增高，可达数十米，形成含有巨大能量的"水墙"。海啸主要受海底地形、海岸线几何形状及波浪特性的控制，呼啸的拍岸巨浪每隔数分钟或数十分钟就重复一次，可摧毁堤岸、淹没陆地，甚至夺走生命财产，破坏力极大。

如果感觉到较强的震动，不要靠近海边、江河的入海口；如果发现潮汐突然反常涨落，海平面显著下降或者有巨浪袭来，都应以最快速度撤离岸边，向内陆高处转移；发生海啸时，航行在海上的船只不可以回港或靠岸，应该马上驶向深海区，因为深海区相对于海岸更为安全。

复习思考

一、名词解释

院前急救

二、选择题

1. 全国统一院前医疗急救电话号码为（　　）

    A. 110　　　　　　　　B. 114　　　　　　　　C. 119

    D. 120　　　　　　　　E. 122

2. 院前医疗急救是指（　　）

    A. 现场自救、互救　　　　　　B. 专业救护人员到来之前的抢救

    C. 途中救护　　　　　　　　　D. 急危重症患者的现场救护

    E. 急危重症患者进入医院前的医疗救护

3. 下列院前急救的工作模式，不属于我国的是（　　）

    A. 指挥型　　　　　　　B. 独立型　　　　　　　C. 轮流型

    D. 院前型　　　　　　　E. 依托型

4. 下列哪个不属于急救仪器（　　）

    A. 简易呼吸机　　　　　B. 心电图机　　　　　　C. 纤维胃镜

    D. 电动洗胃机　　　　　E. 除颤仪

5. 火灾中死亡人数的80%是因为以下哪项所致（　　）

    A. 火焰烧伤　　　　　　B. 热烟灼伤　　　　　　C. 浓烟窒息

    D. 中毒　　　　　　　　E. 砸伤、刺伤

扫一扫，知答案

扫一扫，看课件

模 块 三
急诊科救护

【学习目标】

1. 掌握急诊科护理工作的范畴和特点、护理工作程序及护理要点。
2. 熟悉急诊科的设置特点、工作任务、分诊要求及绿色通道的相关要求。
3. 了解急诊科的质量管理要求。

案例导入

　　王某，67岁，反复心绞痛2年，今晨突然胸骨后持续疼痛，休息、含服硝酸甘油均无缓解，持续3小时，伴有烦躁、出汗，家属搀扶步入急诊室。查体：面色苍白，血压96/64mmHg，心率90次/分，心电图 $V_1 \sim V_5$ 导联ST段弓背上抬 $0.3 \sim 0.5$ mV。

　　问题：1. 该患者的临床诊断是什么？

　　　　　2. 主要护理诊断有哪些？

　　　　　3. 医生未到前护士应做哪些处理？

　　急诊科（室）是抢救急、危、重症患者的重要场所，是急诊患者入院救治的首诊场所。急诊科医护人员依据相应的程序与原则对各种急、危、重症患者进行分诊、救治、护理和分流。因此，健全急诊科管理体系和组织制度，建立科学的管理模式，设置合理的布局，制订规范的急诊护理工作流程和质量控制标准，对促进急诊科护理工作发展，保证急诊医疗护理工作的质量起到非常重要的作用。

项目一 急诊科的设置与管理

一、急诊科的设置

急诊科的合理设置与布局是急诊患者就诊顺利与否的关键，500 张病床以上的医院应设急诊科，急诊科的面积应与全院总床位数及急诊就诊总人次构成合理的比例。急诊科布局以应急为出发点，以方便患者就诊为原则，急诊科应独立或相对独立成区，位于医院醒目处，主体建筑的最前部分；有单独的出入口，门前有宽敞的停车场，方便车辆停放或调度，运送患者的车辆应能直接达到急诊科或抢救室门前；入口处有通信设备，并有平车、轮椅等方便患者使用。急诊科标识应醒目突出，有指路标志和夜间灯标，以便寻找和识别；急诊科大门和门内大厅应宽敞，设有无障碍通道，便于担架、平车进出和患者及家属较多时作候诊短暂停留。急诊科对急救患者实行集中式抢救、监护和留观，急诊科的设置与布局还应根据医院总体规模、全院总体床位数和急诊就诊量进行合理配置，通常设有医疗区和支持区，且每一区域都有相应的制度和规范。

（一）基础设施与布局

1. **分诊室** 或称预诊室，是急诊患者就诊的第一站，应设立在急诊科门厅入口明显位置，标志要清楚，室内光线要充足，面积要足够，便于进行预检、分诊。分诊室内应设有诊查台、候诊椅、电话传呼系统、对讲机、信号灯、呼叫器等装置，以便及时与应诊医生联系及组织抢救。还需备有简单的检查器械如血压计、听诊器、体温计、手电筒、压舌板等，以及患者就诊登记本和常用的化验单等。

2. **抢救室** 设在靠近急诊室进门处，应有足够的空间、充足的照明。抢救室内需备有抢救患者必需的仪器设备、物品和药品。抢救床最好是多功能且带轮，可移动、可升降，每床配有环形静脉输液架、遮帘布，床头设中心给氧装置、中心吸引装置。

常用的仪器设备有：心电机、心电监护仪、呼吸机、血压监护仪、多参数监护仪、除颤仪、起搏器、快速血糖仪、移动 X 光机、超声诊断仪等。

常用的器材有：气管插管用品、面罩、简易呼吸器、洗胃用品、输液泵、微量注射泵、输血器、输液器、注射器、导尿包、气管切开包、静脉切开包、胸穿包、腹穿包、抢救包、导管，以及无菌手套等无菌物品。

常用的急救药品有：抗休克药、抗心律失常药、强心药、血管活性药、中枢兴奋药、镇静镇痛药、止血药、解毒药、利尿药、降压药及常用的液体。这些药品应放在易操作的急救推车内，便于随时移至床旁抢救。

3. **诊察室** 综合性医院设有内、外、妇、儿、眼、口腔、耳鼻喉、骨科等诊察室，室内除必要的诊察床、诊察桌、诊察椅外，尚须按各专科特点备齐急诊需用的各科器械和抢救用品，做到定期清洁消毒和定期检查。

4. **清创室或急诊手术室** 位置应与抢救室、外科诊察室相邻，外伤患者视病情进行清创处理，或经抢救但生命体征不稳定且随时需要手术治疗者，应在急诊手术室进行急救手术。

5. **治疗室** 位置一般靠近护士办公室，便于为急诊患者进行各种护理操作。根据各医院条件不同，可分为准备室、注射室、输液室、处置室等，各室内应有相关配套设施。

6. **观察室** 观察床位一般可按医院总床数的5%设置。观察室内设备与普通病房基本相似，护理工作程序也同医院内普通病房大体一致，如建立病历、医嘱本、病室报告和护理记录，对患者实行分级管理和晨晚间护理制度等。

7. **重症监护室** 位置最好和急诊抢救室相近，以便充分利用资源。床位数主要根据医院急诊人数、危重患者所占比例及医院有无其他相关 ICU 等因素来确定。一般以 4～6 张病床为宜，平均每张床占地面积最好达 15～20m^2。有中心监护站，内设中心监护仪，包括心电、血压、呼吸、体温、血氧饱和度等多种功能的监测，并备有呼吸机、除颤器、起搏器等相关的急救设备与器材。急诊 ICU 对在急诊科诊断未明、生命体征不稳定，暂时不能转运的危重患者或急诊术后患者进行加强监护。

8. **隔离室** 有条件的医院应设有隔离室并应配有专用厕所。遇有疑似传染病患者，护士应及时通知专科医生到隔离室内诊治，患者的排泄物要及时处理。凡确诊为传染病的患者，应及时转运至传染病科或传染病院诊治。

9. **洗胃室** 有条件的医院应设有洗胃室，用于中毒患者洗胃、急救，室内备有洗胃机 2 台，以备洗胃机故障时能替换进行。

（二）辅助设施与布局

在设置布局时，对比较大的辅助科室最好采取门急诊共用的原则，使资源充分利用。辅助设施一般包括急诊挂号室、急诊收费处、急诊药房、急诊检验室、急诊超声室、急诊 X 光室和急诊 CT 室等。

（三）急救绿色通道

1. 绿色通道的硬件要求

（1）通信设备适宜 根据地区不同状况，选用对讲机、移动电话、可视电话等通信设备，设立急诊绿色通道专线，24 小时接收院内外的急诊信息。

（2）流程图指示简明 在急诊大厅设立简明的急诊绿色通道流程图，方便患者及家属快速进入急诊绿色生命通道。

（3）标志清楚醒目 急诊绿色通道的各个环节，包括预检台、抢救通道、抢救室、急诊手术室、急救药房、急诊化验室、急诊影像中心、急诊留观室和急诊输液室等均有醒目的标志，一般用绿色或红色的标牌和箭头。

（4）医疗设备齐全　一般应备有可移动的推车或床、输液泵、心电图机、多导监护仪、固定或移动负压吸引设备、除颤仪、心脏起搏器、气管插管设备、面罩、简易人工呼吸器及呼吸机等。

2. 绿色通道的人员要求

（1）急诊绿色通道的各个环节24小时都要有值班人员，随时准备投入抢救，并配备3~4名护士协助工作，院内急诊会诊应10分钟内到位。

（2）急诊绿色通道的各个环节的人员均应胜任各自的工作，临床人员至少有两年以上的急诊工作经验。

（3）设立急诊绿色通道抢救小组，由医院业务院长领导，包括急诊科主任、急诊科护士长和各相关科室领导。

3. 绿色通道的相应制度　主要包括急救绿色通道的首诊负责制、急救绿色通道记录制度、急救绿色通道转移护送制度、急救绿色通道备用药管理制度等。

4. 急诊绿色通道的收治范围　需要进入急诊绿色通道的患者是指在短时间内发病，所患疾病可能在短时间内（6小时）危及患者生命。这些疾病包括但不限于：急性创伤引起的体表开裂出血、开放性骨折、内脏破裂出血、颅脑出血、高压性气胸、眼外伤、气道异物、急性中毒、电击伤及其他可能危及生命的创伤、急性心肌梗死、急性肺水肿、急性肺栓塞、大咯血、休克、严重哮喘持续状态、消化道大出血、急性脑血管意外、昏迷、重症酮症酸中毒、甲亢危象、宫外孕大出血、产科大出血、小儿高热惊厥等。各家医院具体把哪些患者纳入急救绿色通道，这与医院的医疗人力资源、医疗技术水平、医疗设备、急救制度、患者结构等因素有关。

二、 急诊科的管理

急诊科管理工作的核心是保证急、危、重症患者的抢救高效率和高质量。基于医院的实际情况，医院应建立健全急诊科组织管理体制，提升急诊科医护人员专业水平，制订并完善各级急诊工作岗位职责、规章制度、技术操作规程和各类疾病抢救实施预案及流程，防止差错事故发生，保证急诊医疗护理工作质量。

（一）急诊科常见仪器设备与药品

1. 抢救仪器设备　急诊科应备有心电监护机、心脏起搏仪、除颤仪、心脏复苏机、简易呼吸器、呼吸机、心电监护仪、洗胃机。三级综合医院还应配备便携式超声仪和床旁X光机，根据需要还可配备血液净化设备和快速床旁检验设备。无中心给氧和中心吸引装置者，应配备负压吸引器和给氧设备。

2. 急救器械　急诊科就诊患者常需要搬运和转运，故需配备一般急救搬运和转运器械，如救护车、推车、担架、轮椅等。急诊科还应备有各种基本手术器械包，如腰穿包、气管切开包、清创缝合包、中心静脉穿刺包、胸腔穿刺包、腹腔穿刺包、导尿包等。

3. **急救药品** 急救药品常置于抢救车内，用于抢救急诊患者。急救药品管理需严格遵循"五定"原则：即定品种数量、定点放置、定人保管、定期检查、定期消毒。急救药品标签清晰，无变色变质，外观完好无损，使用后应及时补充齐全。

（二）急诊科设备管理

急诊科常备的抢救设备、仪器和药物应合理摆放，有序管理，定期检查维护和更换，保证设备完好率达到100%，药品在使用有效期内。麻醉、精神等特殊药品，应按照国家有关规定管理。

1. 急诊科抢救仪器、设备管理责任到人。每种器械、设施实施定人、定期、定地点、定数量管理，保证各种仪器、材料性能良好。

2. 建立急救仪器档案，内容包括：设备名称、型号、规格、序列号、生产厂家、编号、使用部门、购买日期、专管人、维修专管人等。

3. 建立急救仪器设备使用登记本，对贵重仪器使用后应有记载。当班人员负责使用后的清洁及维护，使该仪器处于备用状态。严格交接班制度和查对制度。一切抢救器械、物品使用后，要及时归放原处，清理补充，并保持清洁、整齐。

4. 急救仪器设备不得挪用、外借，非急救设施原则上也不准挪用，如有特殊情况，其他科室短暂借用时要有登记，并及时归还，以免影响急救工作。

5. 医护人员必须经过培训才能使用各种急救仪器。操作者必须了解仪器性能及操作规程、注意事项，否则不可随便动用。仪器使用完后，须定位放置，注意保养，做到五防：防潮、防震、防热、防尘、防腐蚀。

6. 急救仪器保管人定期进行仪器设备检查，发现故障及时维修；发现遗失，当班护士应立即向科主任、护士长汇报；对陈旧、磨损的设施，使用不便必须报废的，护士长应向医院设备科申请报废、更新。

项目二 急诊科护理工作程序

急诊科护理工作流程包括接诊、分诊、处理三部分。进入急诊就诊的患者，护士接诊后，应立即进行分诊和急诊护理处理。急诊护理工作流程中，每个环节岗位职责明确、衔接紧密，以保障急诊患者得到快速、准确的救治。

一、接诊

预检护士对到达急诊科的患者要主动接待，将患者快速接诊就位。一般急诊患者可坐着候诊，对危重患者应根据不同病情合理安置体位。如果由救护车等运输工具送来的急诊患者，应主动到急诊室门口接应，并与护送人员一起将患者搬运到合适的位置。

二、分诊

分诊是指急诊护士根据患者主诉、主要症状和体征，区分患者病情的轻重缓急及隶属专科，进行初步判断和安排救治的过程。分诊目的是确认患者病情危重程度和划分专科诊治，急诊护士分诊不能延误患者抢救治疗的时机。

（一）分诊评估方法

分诊护士对急诊患者进行病情资料收集、分析，通常采用询问、观察和重点的体格检查（视、触、叩、听、嗅）方法。运用分诊评估方法时，护士应有所侧重，关注患者主诉，也要借助眼、耳、鼻、手进行辅助判断，并形成良好的工作习惯（表3-1）。

表3-1　常用的急诊分诊评估方法

分诊评估方法	评估内容	评估注意点
问	患者的主诉	耐心倾听
视	观察患者的面色、意识等一般情况	重点在于生命体征的观察和测量，必要时，可做血、尿、大便常规，以及血糖、血淀粉酶等测定
触	了解患者脉搏频率、节律和周围血管充盈度，疼痛范围及程度等	
叩	了解患者有无疼痛及范围等	
听	听患者的呼吸、咳嗽，感知有无异常	
嗅	闻患者身上有无异常气味	

（二）急诊患者病情分级

急诊患者就诊常以急性症状为主，且十分突出，分诊护士依据评估收集到的资料对患者病情进行分级判断，以进一步确定其科别、次序和程序（表3-2）。

表3-2　急诊患者病情分级

病情分级	临床特点	常见疾病
Ⅰ级急危症	生命体征不稳定，需立即紧急抢救	心跳呼吸骤停、疑似心肌梗死引起的严重胸痛、癫痫持续状态、严重心律失常、重度烧伤、呼吸道阻塞、呼吸窘迫、对疼痛无反应、急性大出血难以控制、药物过量并有意识改变、严重创伤（如车祸、高空坠落伤、火器伤、颈椎受伤、肢体受伤合并有神经血管受损）等
Ⅱ级急重症	潜在生命危险，病情可能急剧变化，需紧急处理和紧密观察	心脑血管意外、严重骨折、腹痛持续36小时以上、突发而剧烈的头痛、开放性创伤、小儿高热惊厥等
Ⅲ级紧急	病情较稳定，但急性症状持续不缓解，可能病情转差	高热、寒战、呕吐、闭合性骨折等

续表

病情分级	临床特点	常见疾病
Ⅳ级亚紧急	病情稳定，无严重并发症，可等候一段时间	哮喘、小面积烧伤或感染、轻度变态反应等慢性疾病急性发作
Ⅴ级非急诊	病情轻，情况不会转差，可等候，也可到门诊诊治	

三、 处理

处理是指将进入急诊室的患者，经评估分诊后，根据不同的病种和病情，给予及时、合理的处置。

1. **一般患者处理** 予专科急诊就诊处理，视病情分别将患者安排至专科病房、急诊观察室或带药离院。

2. **危、急、重症患者处理** 病情危急的患者立即送入抢救室紧急抢救，或送急诊手术室施行急诊手术，然后进入急诊重症监护病房（EICU）进行监护。在紧急情况下，如果医生未到，护士应先采取必要的应急措施，以争取抢救时机。如给氧、吸痰、人工呼吸、胸外按压、除颤等。

3. **传染病患者处理** 疑患传染病患者应将其隔离，确诊后及时转入相应病区或传染病院进一步处理，同时做好传染病报告与消毒隔离工作。

4. **成批患者处理** 遇成批患者就诊时，护士除积极参与抢救外，还应进行协调工作，尽快使患者得到分流处理。

5. **特殊患者处理** 因交通事故、吸毒、自杀等涉及法律问题者，给予相应处理的同时应立即通知有关部门；身份不明的患者应先处理，同时设法找到其家属。

6. **患者转运处理** 对病重者需辅助检查、急诊住院、转 ICU、进急诊手术室或转院，途中均须由医护人员陪送监护，并做好交接工作。

7. **清洁、消毒处理** 按规定要求做好用物、场地、空间的清洁、消毒及排泄物的处理。

8. **各项处理记录** 在急诊患者的处理中应及时做好各项记录，执行口头医嘱时，应复述一次，经两人核对后方可用药，抢救时未开书面医嘱或未做记录，应及时补写，书写要规范清楚，并做好交接工作，对重症患者进行床头交班。

四、 护理程序

（一）评估

1. **快速评估** 指对来院的急诊患者进行有重点地快速收集资料，并将资料进行分析、判断、分类、分科，时间一般应在 2~5 分钟内完成，对急、危、重症患者，应做到立即接诊，快速评估，同时进行抢救，并将护理程序中的五个步骤同时并举，紧紧相扣。

2. **动态评估** 指对急诊待诊患者进行动态观察，一般应每 10~15 分钟评估一次，视病情变化进行必要的调整分类与安排就诊顺序等。另外，对留急诊监护室、观察室的患者需进行入室再评估。

（二）诊断

根据评估所收集资料对病情做出分析判断，识别患者所存在问题的主次，提出相应的护理诊断。由于急诊患者往往发病急、病情重、患者的健康问题比较复杂，急诊护士考虑问题时应全面、周到，不但要注意现存的问题，还要注意潜在的健康问题及相关的因素。

（三）计划与实施

1. 护士应根据护理诊断或问题，立即制订急救护理方案，对现存的健康问题采取相应的急救护理措施，如气管插管、人工呼吸、胸外按压、除颤、吸痰、给氧、建立静脉通路、冷敷、包扎、止血等。对潜在的健康问题应备好所需的急救仪器、药品及相关物品，以备使用。

2. 预检护士应按病情、病种计划安排就诊。对待诊患者应注意动态观察，并根据病情变化随时调整就诊次序。对待诊者提供有计划的针对性服务，如测血压、脉搏、呼吸、快速血糖，以及做心电图等。

3. 对留急诊监护室、观察室的患者，应根据再评估的情况，进行计划、实施。

4. 对前往辅助检查、急诊手术室、ICU、专科病房患者应进行途中监护。

5. 必要时为患者提供送检标本、取血、取药等服务。

（四）评价

评价急救护理效果。如果已达到预期目标，应终止护理程序；若未达到目标，应寻找原因，找出问题，再评估、诊断、修改计划，再实施、评价，直至达到目标。

项目三　急诊科护理工作管理

一、急诊科护理工作的任务

1. **急诊急救护理** 急诊科首要的任务是为患者提供所需要的紧急、便捷、全面的急诊急救护理服务，帮助健康出现危机者做出紧急的决定和提供及时救护措施以避免死亡和伤残，包括配合、参与院前急救及重症监护工作。

2. **灾难事故救护** 在保障急诊工作正常运转的前提下，应做好充分的人力、物力准备，以便随时有能力承担意外灾难事故的抢救工作。

3. **急救护理管理** 为保证以上任务圆满完成，应建立健全以岗位责任制为核心的各种规章制度及各种危重症的抢救程序，并要科学、合理地将计划排班与按需排班结合起来，以调动急诊护士工作的积极性。参与建立、完善 EMSS 及建立、健全急诊科管理体系。

4. **急救护理科研** 急诊科区别于其他专科的特色在于急诊科可以获得重症患者病情改变的第一手资料，而急诊护士更是与患者直接接触，对病情与护理效果可以最准确地观察和得到最快的反馈，因此平时要注意积累，树立科研意识，善于总结，寻找规律，从而提高急诊急救工作水平。同时这项任务也包括急诊科护理教学及管理方面的研究。

5. **教学、培训及学术交流** 因地制宜，安排好实习学生的临床带教工作，使急诊护理后继有人；采取多种形式对护生及下级医疗单位的急诊护士进行技术培训和理论指导，加强国际国内学术交流，以加快急诊人才的成长，不断提高急诊护士的专业化知识程度，不断提高急救护理水平。

二、 急诊科人员管理

急诊科应结合日均就诊量、就诊病种和急诊医疗和教学功能等情况配备一定数量的医护人员。急诊科医护人员应受过专门训练，掌握急诊医学、急救护理学等基本理论、基本知识和急救操作技能，并具有独立工作能力。

（一）急诊护士素质要求

1. 急诊护士应具备高尚的医德品质、认真负责的工作态度，为患者着想，为患者负责。

2. 急诊护士需具备健康的心理状态、良好的身体素质和团结协作的团队精神。

3. 急诊护士结构梯队合理，且必须具备护士资格资质，接受过正规护理专业教育，毕业后在医院主要科室进行过轮转学习，有一定的临床工作经验。

4. 急诊护士应具备熟练的抢救护理技能，能熟悉操作抢救仪器和应用抢救药物。

5. 急诊护士在职期间需接受一定量的继续教育培训，应定期参加急诊护理新业务、新进展的学习和培训，以不断提升个人急救护理技能。依据国家中医药管理局制定的《中医医院急诊科建设与管理指南（试行）》规定，中医医院急诊科护士应系统接受中医知识与技能培训，西医院校毕业的护士三年内中医知识与技能培训时间不少于100学时。

（二）急诊护士工作职责

1. 急诊科组织管理依据医院规模不同而有所差异。规模较小的医院急诊科由门诊部进行统一管理，急诊科护士长隶属于护理部和门诊部主任双重领导。综合医院建立独立的急诊科或急诊中心，急诊科护理工作由业务主管院长或护理副院长分管，急诊科护士长受护理部和急诊科主任的双重领导，护士接受科主任和护士长的双重领导，以护士长为主。

急诊科护士长负责本科的护理管理工作,是本科护理质量的第一责任人。

2. 急诊护士要树立时间就是生命的观念,应熟练掌握急危重症抢救程序和抢救仪器的操作步骤与性能,积极配合急诊医生对患者进行抢救,分秒必争,严密组织,合理分工,密切协作,严肃认真,紧张有序,做到"急、准、好"。

3. 预检分诊护士由有经验的护士担任。预检护士接诊时,详细询问就诊患者病情,按伤情的轻、重、缓、急组织就诊,遇到危重患者应立即送入抢救室,并通知医生和抢救室护士及相关人员,组织抢救。

4. 遇有大批患者时,应立即报告科主任、行政总值班及院领导;对传染病或疑似传染病患者,应直接送传染病专科诊室就诊;遇有涉及刑事案件者应向保卫部门和当地派出所报告。预检分诊护士应严格执行登记制度,做好传染病登记、预检登记、接救护车登记、死亡登记、入院登记。

5. 急诊护士接诊体温≥38.0℃者,应引导至发热诊室。发热诊室为独立候诊区,护士应严格遵循患者追踪登记管理制度,运送患者入院、转院指引,并详细填写发热急诊有关情况日报表,24 小时内汇报医务部门网络管理,建立科学的网络体系,严防疫情蔓延。

6. 急诊留观护士告知患者及家属,留观期间及治疗护理过程中应注意的事项和可能造成的危险,交待留观、陪住等有关制度。留观期间,护士应加强巡视病房,按照医嘱做好治疗护理工作,如有病情变化应及时报告,每日早晨应进行集体交接班和危重症患者床头交班。

7. 急诊护士应严格执行护理查对制度、消毒隔离制度和各项护理操作规程,防止出现差错事故。规范管理急诊科各类器械、用品,使之处于完好备用状态。

(三)急诊护理工作质量控制标准

参照《医疗机构管理条例》和《全国三级综合医院评审标准》要求,制订急诊护理工作质量考评指标,以评估急诊护理工作质量。

1. 急诊设置布局合理,就诊环境整洁,清洁区与污染区分开,各部门之间通道减少交叉穿行,患者就诊和抢救便利,就诊秩序井然。

2. 注重急诊时效。制订平时呼救、大规模灾害事故和常见急、危、重症的急救预案和应急程序,急诊人员接到呼救后在规定的时间内出动并到达急救现场。

3. 急诊护士分诊及时,准确率≥90%,专科护理操作技术合格率≥95%,基础护理合格率≥90%。

4. 危重症患者抢救脱险率达 80% ~ 85%,留观患者诊断符合率达 90%,门急诊病历和护理记录及时、准确、完整,书写合格率≥95%。

5. 急救医疗器械、设备、物品齐备,性能良好,合格率达 100%;物品消毒灭菌合格率 100%；急救药品完好率 100%。

6. 无等级医疗事故，差错发生率控制在规定的指标内。

复习思考

1. 某男，交通事故后被送往急诊室，意识丧失，闭合性左股骨骨折，呼吸 20 次/分，心率 62 次/分，血压 96/62mmHg，身上无任何证件，护士处理不正确的是(　　)

  A. 协助医生处理骨折   B. 处置同时通知保卫部

  C. 等待家属办理手续后再处理 D. 先处理后再等家属补办手续

  E. 处置同时通知医务部

2. 一位急诊创伤患者同时出现下列病情，应先抢救哪一项(　　)

  A. 窒息   B. 昏迷   C. 骨折

  D. 心律失常   E. 伤口出血

3. 急诊分诊准确率应达到(　　)

  A. 80%   B. 85%   C. 90%

  D. 100%   E. 95%

4. 关于抢救药品及设备的管理，哪项错误(　　)

  A. 专人管理   B. 定品种数量   C. 定期检查

  D. 定位放置   E. 外借时一定要登记

5. 某女，因突发心肌梗死，送入急诊室，护士立即给予吸氧、心电监护，医生做心电图，医嘱溶栓治疗，医护人员进行急救，患者的心理特点是(　　)

  A. 优先欲   B. 否认疾病   C. 无望

  D. 无助   E. 陌生感和恐惧感

扫一扫，知答案

扫一扫，看课件

模 块 四

重症监护技术

【学习目标】

1. 掌握 ICU 常用的重症监护技术。

2. 熟悉 ICU 危重病人的护理要点。

3. 了解重症监护病房的布局特点。

项目一 重症监护病房的设置与管理

重症监护（intensive care）是指对收治的各类急危重症患者，运用各种先进的医疗技术，现代化的监护和抢救设备，对其实施集中的加强治疗和护理，以最大限度地确保患者生存及延续的生命质量。重症监护病房（intensive care unit，ICU）是专门对急危重症患者提供全面、系统、持续、严密的监护和多学科综合治疗的科室。

我国 ICU 的运行模式包括：①综合 ICU，接收由急诊室和全院各科室转来的急危重症患者，是一个独立的临床业务科室；②部分 ICU，由医院内部较大的临床科室作为基础设置的，如外科重症监护病房（SICU）、内科重症监护病房（MICU）、急诊重症监护病房（EICU）；③专科 ICU，是专科科室设置的重症监护病房，如心脏重症监护病房（CCU）、呼吸重症监护病房（RCU）、儿科重症监护病房（PICU）等。

一、ICU 的布局与设置

（一）ICU 的布局

重症监护病房的位置应交通便利，靠近电梯并且有宽敞的通道，以方便患者转运；靠近手术室、急诊室、医学影像学科、检验科和输血科（血库）等相关科室，以便于紧急手术、输血、化验和转运患者。医疗辅助区域与医疗区域面积之比应达到 1.5：1 以上。周围环境相对安静，利于患者的治疗和休息。

整体布局应该使放置病床的医疗区域、医疗辅助用房区域、污物处理区域和医务人员生活辅助用房区域等有相对的独立性，以减少彼此之间的干扰和控制医院感染。

（二）ICU 的设置

1. ICU 床位设置 病床数量应符合医院功能任务和实际收治急危重症患者的需要，三级甲等综合医院 ICU 床位数一般为医院病床总数的 2% ~ 8%，床位使用率以 75% 为宜。ICU 每天至少应保留 1 张空床以备应急使用。

2. 病室设置

（1）ICU 房间布局 一种是中心型的环形或扇形结构，中间是中心监护站，病房围绕四周；一种是长方形结构，中心监护站在病房中间，与普通病房相似。每个 ICU 病房最少配备一个单间病房，使用面积不少于 $18m^2$，建议 $18 ~ 25m^2$，用于收治隔离患者。具备足够的非接触性洗手设施和手部消毒装置，单间每床 1 套，开放式病床至少每两床 1 套。

（2）ICU 病床设置 每床单元使用面积不少于 $15m^2$，床间距大于 $1m$。病床要求多功能、可移动、能调节高度和倾斜度、两侧装有可调节床档，以及配有防压疮装置。每张床头处应至少留 $50 ~ 60cm$ 的空隙，便于实施各项操作和检查，较高级的监护床还配有测量体重、翻身装置、加温装置、应急电源系统、X 片卡槽等。

（3）通风与采光 应具备良好的通风、采光条件。安装层流空气净化系统，无层流空气净化系统的要保证良好的通风、采光条件，每日通风 2 ~ 3 次，每次 20 ~ 30 分钟。医疗区域内的温度应维持在 $(24±1.5)℃$，湿度控制在 55% ~ 65%。

（4）照明、噪声与装饰 应具备全室照明和局部照明。要求光线充足，以能正确辨认皮肤色泽、口唇和四肢末端颜色为宜。夜间用的照明灯光线应能够调节。为防突然停电应配备两套电路系统。白天的噪声最好不超过 45 分贝、傍晚不超过 40 分贝、夜晚不超过 20 分贝。装饰必须遵循不产尘、不积尘、耐腐蚀、防潮防霉、防静电、容易清洁和符合防火要求的原则。

3. ICU 设备设置

（1）ICU 基本设备

1）每床配备完善的功能设备带或功能架（有条件的配备多功能医疗柱——吊塔），提供电、氧气、压缩空气和负压吸引等功能支持。每张监护病床装配电源插座 12 个以上，氧气接口 2 个以上，压缩空气接口 2 个和负压吸引接口 2 个以上。医疗用电和生活照明用电线路分开。每个床位的电源应该是独立的反馈电路供应。ICU 应有备用的不间断电力系统（UPS）和漏电保护装置；每个电路插座都应在主面板上有独立的电路短路器。

2）每床配备床旁监护系统进行心电、血压、脉搏血氧饱和度、有创压力监测等基本生命体征监护。为便于安全转运患者，每个重症加强治疗单元至少配备 1 台便携式监护仪。

3）三级综合医院 ICU 原则上应该每床配备 1 台呼吸机，二级综合医院的 ICU 可根据实际需要配备适当数量的呼吸机。每床配备简易呼吸器（复苏呼吸气囊）。为便于安全转运患者，每个重症加强治疗单元至少应有 1 台便携式呼吸机。

4）每床均应配备输液泵和微量注射泵，其中微量注射泵原则上每床 4 台以上。另配备一定数量的肠内营养输注泵。

（2）其他必配设备有心电图机、血气分析仪、除颤仪、心肺脑复苏抢救车（车上备有喉镜、气管导管、各种管道接头、急救药品及其他抢救用具等）、纤维支气管镜、升降温设备、心脏复苏仪等。三级医院必须配置血液净化装置、血流动力学与氧代谢监测设备。

二、 ICU 的管理

（一）ICU 的组织管理

1. 组织机构　ICU 实行院长领导下的科主任负责制。科主任全面负责医疗护理工作和质量建设，定期组织查房、会诊和主持抢救。科内医师采取固定与轮转相结合的方式。护士长的管理工作包括护理人员工作安排、护理质量控制、监督医嘱执行情况及护理文书书写情况。护士承担着 24 小时连续监测、护理、治疗、抢救等任务。

2. 监督管理　ICU 应当建立健全各项规章制度、岗位职责、相关技术规范和操作流程，保证医疗护理服务质量。医院应加强对 ICU 的医疗质量管理与评价，医疗、护理、医院感染等管理部门应履行日常监管职能。ICU 的医师和护士的技术操作能力需定期进行培训与评价。

（二）ICU 人力资源的管理

1. 医护人员的配置　ICU 应配备足够数量受过专业训练、掌握 ICU 基本理论知识和技能的医护人员。至少应配备一名具有副高以上专业技术职务任职资格的医师担任主任，全面负责医疗护理工作和质量建设。科内医师可来自于麻醉科、急诊科、内科、外科等临床科室。护士长应当具有中级以上专业技术职务任职资格，在重症监护领域工作 3 年以上，具备一定管理能力。护士是 ICU 的主力军，医师关于患者的大量信息都来源于护士的观察和监护记录，必须保证足够的护士人力资源。三级甲等综合医院医师人数与床位数之比应为 0.8：1 以上，护士人数与床位数之比应为（2.5～3）：1 以上。此外，还应配备一定辅助人员如清洁人员、生活护理员、仪器保养和维修人员。

2. ICU 护理人员要求

（1）**技能要求**　①经过严格的专业理论和技术培训并考核合格；②掌握重症监护的专业技术，外科各类导管的护理，循环系统血流动力学监测，心电监测及除颤技术，输液泵的应用与护理，抢救配合技术等；③具有各系统疾病重症患者的护理知识与技能，ICU 的医院感染控制知识与能力，重症患者应急处理与疼痛管理能力等。

（2）素质要求　除拥有熟练的护理技术和一定的护理综合业务水平外，还应：①善于分析问题和解决问题，具备清晰敏捷的思维，善于从容应对紧张局面，具有良好的团队合作精神及积极乐观的态度，具有一定的护理教学和科研能力；②具有高度的责任心和同情心、良好的忍耐力和控制力，具有良好的沟通能力；③必须有较为强健的体魄。

（三）ICU 患者管理

1. 收治对象　①急性、可逆性、已经危及生命的器官或者系统功能衰竭，经过严密监护和多学科综合治疗，短期内可得到恢复的患者；②存在各种高危因素，具有潜在生命危险，经过严密的监护和有效治疗可能减少死亡风险的患者；③在慢性器官或者系统功能不全的基础上，出现急性加重且危及生命，经过严密监护和治疗可能恢复或接近原来状态的患者；④其他适合在重症医学科进行监护和治疗的患者。

2. 不宜收治对象　慢性消耗性疾病及肿瘤的终末状态、不可逆性疾病和不能从加强监测治疗中获得益处的患者。

3. 转出指征　达到以下条件时可转出 ICU：①急性器官或系统功能衰竭已基本纠正，需要其他专科进一步诊断治疗；②病情转入慢性状态；③患者不能从继续加强监护治疗中获益。

4. 转入程序　ICU 收治对象主要来自院内住院患者。拟转入 ICU 的患者，应由患者所在科室医师通过书面或电话向 ICU 提出会诊申请，ICU 医师明确患者主要病情、转入病因、需要监护治疗的主要问题后，由 ICU 医师决定是否转入，并向家属交代病情取得理解与同意。

（1）转入　危重患者转入 ICU，护士应了解患者的诊断、病情、转入目的，并准备相应的床单位和抢救设备、物品。患者转入 ICU 进行基本的交接包括：①神志、瞳孔、肢体活动状况、生命体征，以及皮肤的色泽、温湿度及完整性；②静脉输液通路及输注液体种类、滴注速度、治疗药物；③各种引流管是否固定良好、通畅，引流液的颜色、性质及量；④向患者介绍主管医师及护士；⑤根据病情需要准备所需记录单，并将入科检查逐一做详细记录；⑥向家属告知 ICU 监护特点、探视制度、留下联系方式。病情十分危重、变化急剧者，请家属在病室外等候，便于随时联系。

（2）转运　危重患者生命体征不稳定，在转运途中随时可能发生意外，应有医护人员陪同，持续心电监护，维持良好的通气状态。呼吸功能不全的患者，可使用氧气袋连接简易呼吸器或便携式呼吸机。保持静脉输液通畅，备好抢救药品及物品。

（3）转出　为保证资源有效利用，患者病情稳定后，需转出 ICU。凡转出的患者，ICU 需与原科室协商，由 ICU 医护人员护送回原科室，并做好交接。

5. ICU 患者安全管理 ICU 的患者为危重患者，医疗监测技术难度、风险高，医生、护士工作强度大，对患者实施安全管理非常重要。①严格执行各项规章制度及操作流程，确保治疗、护理工作的安全实施；②建立 ICU 安全管理体系，设立安全管理小组，指定专（兼）职人员负责医疗质量和安全管理，每月进行一次质量与安全分析，对存在的安全隐患提出整改与防范措施，减少和杜绝安全事故的发生；③严格执行安全核查制度，落实腕带核实；④加强仪器监测观察、各种管道的护理、基础护理，减少压疮等并发症的发生；⑤毒麻、抢救药品要做到"五定"，即定人负责、定位置、定数量、定品种、定期检查维修，以保证应急使用；⑥各种抢救仪器和设备必须保持随时启用状态，定期进行质量控制，由专人进行维护和消毒；⑦无菌物品标示清晰，在有效期内，定期培训，提高医护人员的风险意识。

（四）ICU 质量管理

对入住 ICU、出 ICU 的患者符合指征，实行"危重程度评分"，定期评价收住患者的适宜性与临床诊疗质量。医院应建立和完善 ICU 信息管理系统，保证 ICU 及时获得医技科室检查结果，以及质量管理与医院感染监控的信息。

1. 质量管理制度与流程 ICU 应有完善的工作制度、岗位职责和技术规范、操作流程。有抗菌药物使用与管理的相关规定；有储备药品、一次性医用耗材管理和使用规范与流程；有分级查房制度与执行程序，医院对医师与护理人员实施资格、技术能力准入管理；严格执行核心制度，对疑难重症患者实施多学科联合查房制度，建立多学科协作机制，患者诊疗活动由主治医师及以上人员负责。

2. 质量管理预案 ICU 应有明确的质量与安全指标，包括抗菌药物临床应用相关指标、非预期的 24/48 小时重返 ICU 率、呼吸机相关肺炎的发生率、中心静脉导管相关性血行性感染率、导尿管相关的泌尿系感染率、重症患者预期死亡率与实际死亡率、重症患者压疮发生率、各类导管管路滑脱率、人工气道脱出率等预防与监控方案，质量控制指标和应急预案，医院与科室定期评价。

三、 ICU 的护理要点

1. 基础护理 ICU 患者病情急且危重，应严密观察病情变化，及时评估患者；随时监测仪器的各项指标，对报警原因给予及时处理；保证管道通畅并妥善固定，避免脱出；做好口腔护理，预防呼吸机相关肺炎的发生，定时翻身防止压疮等并发症发生；做好泌尿系护理；肠内和肠外营养的管理。对意识不清和没有自我保护能力的患者应加强安全保护，严防摔伤、烫伤、压伤等各种意外事故的发生。

2. 心理护理 护理人员应同情、关心患者，耐心听取患者的意见和想法。通过语言、非语言形式与患者沟通，尤其是对无法使用语言表达的患者，采用特殊的非语言沟通技巧，使患者获得战胜疾病的信心。

3. 监护的护理

（1）一般监测 包括意识、瞳孔、体温、脉搏、呼吸、血压、皮肤、尿量、心电图、血气分析、电解质、中心静脉压、动脉压等，根据病情监测指标和频度。

（2）系统监测 包括：①呼吸系统的呼吸频率、潮气量、肺顺应性、呼吸参数、动脉血氧饱和度、动脉血气和酸碱监测、呼出末二氧化碳、呼吸机工作模式；②循环系统的动脉血压、中心静脉压、漂浮导管、心排血量、心电图；③神经系统的意识状态、感觉功能、眼底和瞳孔、颅内压、脑膜刺激征、肌张力、脑血流监测、格拉斯昏迷评分；④泌尿系统的尿量、尿比重、内生肌酐清除率、血清尿素氮、血肌酐等。根据病情严重程度和医嘱，选择监测指标，护士应严密监护，如有异常及时通知医师。

4. 护理文件书写要求 书写及时，重症医学科患者监测项目繁多，病情复杂多变，护士应根据病情和护理级别随时记录，为医师及时处理提供依据。

项目二 重症监测技术

一、循环系统功能监测

循环系统的监护包括心脏、血管、血液、组织氧的供给与消耗、心脏电生理的各项指标，是危重患者监护的重要手段，分为临床病情观察监测、无创血流动力学监测和有创血流动力学监测。

（一）临床病情观察的监测

1. 意识和表情 反映循环系统的功能状态，是通过中枢神经系统的血流灌注的直接指标。当患者出现表情异常如烦躁、焦虑、淡漠或迟钝、嗜睡、意识模糊、谵妄、昏迷等中枢神经系统症状时，提示病情加重。

2. 皮肤色泽与温度 提示周围循环灌注是否良好的重要指征，当患者周围小血管收缩及微血管血流减少时，出现面颊、口唇及皮肤色泽发生改变，可由红润转为苍白、发绀，皮肤湿冷、冰凉甚至出现皮肤花斑等说明组织灌注不良；当患者皮肤、甲床由苍白、发绀、湿冷逐渐转为红润，提示外周循环改善，病情好转。

3. 尿量 是评估患者有效循环血容量的重要指标之一，危重症患者应留置导尿管，准确记录每小时尿量及 24 小时尿量的变化。除本身肾病性因素，每小时尿量<30mL，尿密度增高并固定时，提示组织灌注不足或循环衰竭、肾脏受到损害。

4. 表浅静脉及毛细血管充盈时间 是反映周围循环状态的指标，表浅静脉萎陷及毛细血管充盈时间延长，是微循环灌注不良及血液淤滞的表现，如血液系统疾病、严重的损伤性出血患者。

（二）无创血流动力学监测

无创血流动力学监测是应用非机械性损伤的方法获得心血管功能的各种参数，使用简单、安全，在危重症患者监测中广泛应用。

1. **心率（律）的监测** 通过心率（律）变化监测循环系统的指标评估心排血量、休克的严重程度和心肌的耗氧量与含氧量。

（1）**心排血量** 心率对心排血量影响很大，在一定范围内，随着心率的增加，心排血量会增加，但心率过快（心率>160 次/分）或过慢时（心率<50 次/分）时，心排血量减少。

（2）**休克指数** 失血性休克发生时，心率改变最为敏感，心率增快多在血压降低之前发生，故严密监测心率的动态改变对早期发现失血极为重要。休克指数是脉率/收缩压（HR/SBP），血容量正常时，休克指数为 0.5，表示无休克；休克指数为 1，失血量占 20%～30%，提示患者轻度休克；休克指数>1 时，失血量占 30%～40%，提示休克；休克指数>1.5 时，失血量占 40%～50%，提示严重休克；休克指数>2 时，失血量>50%，提示重度休克。

（3）**心肌耗氧量（MVO$_2$）** 心率的快慢与 MVO$_2$ 大小呈正比。心率与收缩压的乘积（rate pressure product，Rpp）反映了心肌耗氧的情况，Rpp＝SBP×HR。正常值<12000，若大于此数值，提示心肌负荷加重，心肌耗氧量增加。

（4）**心率（律）监测的临床意义** 紧张与焦虑、迷走神经兴奋、发热、血容量不足、药物影响、休克早期、心功能不全、通气不足等都可能导致心率（律）变化。通过心率（律）监护，不但可以判断是否与循环血容量、感染、电解质紊乱有关，还可以及时发现各种心律失常，使患者及时得到救治。

2. **动脉血压的监测** 动脉血压监测是判断循环功能的重要指标之一。

（1）**手动血压监测** 为传统的血压测量方法，袖套测压法。优点为操作方便、费用低、携带方便；缺点是不能连续监测、精确性差，不适宜危重患者血压监测。

（2）**自动间断血压监测** 是临床危重患者应用最广泛的动脉血压监测法。采用振荡技术通过充气泵定时使袖带充气和放气测定血压，能自动显示 SBP、DBP、MAP，超出设置的血压上、下线可自动报警。

（3）**血压监测的临床意义** 若患者疼痛、紧张、发热可能导致动脉血压过高，血压过高时使心室射血阻力增加，心脏负担加重，导致心力衰竭。血压过低，提示血容量不足、心功能差、休克等情况，不能保证重要脏器的血液供给，从而导致多脏器功能受损。收缩压（SBP）正常值为 90～120mmHg，舒张压（DBP）正常值为 60～90mmHg，平均动脉压（MAP）正常值为 60～100mmHg，即 MAP＝DBP+1/3（SBP−DBP），是心动周期的平均血压，脉压差正常值为 30～40mmHg，即脉压差=SBP-DBP。在临床上，休克早期 SBP 无明显改变，而脉压差增大。

3. **心排出量的监测** 心排出量（cardio output，CO）是指一侧心室每分钟射出的血液总量。CO 是反映心脏泵血功能的重要指标，对评估心功能、补液量及药物治疗效果有指导意义。CO 由心率、心脏前负荷、心脏后负荷及心肌收缩功能决定。测量 CO 及计算心脏各项参数，了解心脏泵血功能，对心力衰竭和低排血量综合征的诊断、有效的对症治疗、评估预后有指导意义。

4. **心电的监测** 通过心电监护仪持续、动态反映心电图的变化，及时发现心电图的异常。这是 ICU 最常用的心电图监测方法。由多台床旁监护仪、计算机、打印机、有心电图分析及回顾功能的中心监护仪组成心电监护系统。

（1）心电监测导联连接方法 临床上常用综合监护导联对患者进行持续完整的动态心电监测。连接方式有三个电极、四个电极和五个电极，分别为正电极、负电极和接地电极。①综合Ⅰ导联，正极在左锁骨中点下缘，负极在右锁骨中点下缘，接地电极放在剑突右侧；②综合Ⅱ导联，正极在左腋前线第四肋间，负极在右锁骨中点下缘，接地电极放在剑突右侧；③综合Ⅲ导联，正极在左腋前线第五肋间，负极在左锁骨中点下缘，接地电极在剑突右侧；④改良的胸前导联（CM）连接方法，是目前临床监护中常选用的连接方法，见表4-1。

表4-1　CM 导联连接方法

标准肢体导联	正极	负极	接地电极
Ⅰ	左上肢（LA）	右上肢（RA）	左下肢（LF）
Ⅱ	左下肢（LF）	右上肢（RA）	左上肢（LA）
Ⅲ	左下肢（LF）	左上肢（LA）	右上肢（RA）

（2）心电监测要点 ①监测前用 75% 酒精擦拭皮肤，保持导电良好；②检查各导联连线接口是否松动，注意导联的贴放顺序；③避免各种干扰所致的误差；④放置时应避开电除颤或心电图导联的位置，以备应急时使用；⑤放置电极片 48 小时后，及时更换并更换位置，防止干扰引起误差和长时间的接触皮肤导致损伤。

（3）心电监测的临床意义 持续监测患者心电活动；监测各种心律失常；及时发现心肌梗死、心肌缺血改变；监测电解质的变化；评估起搏器的功能。

（三）有创血流动力学监测

1. **中心静脉压监测** 中心静脉压（central venous pressure，CVP）是指上腔静脉与右心房交界处的压力，是反映右心前负荷的指标。在抢救急危重症患者过程中，中心静脉置管术应用最为广泛。

（1）正常值　CVP 正常值为 5~12cmH$_2$O。

（2）中心静脉压监测的临床意义　评价右心功能及全身循环血量，观察患者心功能不全或急救患者决定给予治疗方案。中心静脉压正常值为 5~12cmH$_2$O。2~5cmH$_2$O 提示右心房充盈不佳或血容量不足，15~20cmH$_2$O 提示右心功能不良或血容量超负荷。通过 CVP 监测可以了解循环血量和右心功能，为临床治疗提供重要参考依据。

2. 有创动脉血压监测　是一种经动脉穿刺置管后直接测量血压的方法，能准确连续监测每个心动周期的收缩压、舒张压和平均动脉压的变化数值与波形；适用于严重低血压、休克、周围血管收缩或痉挛等患者动脉血压的监测。

（1）测压途径　选择有一定侧支循环的动脉，桡动脉表浅易固定、穿刺成功率高为首选，还可选择肱动脉、股动脉、腋动脉、尺动脉、足背动脉等。

（2）测压方法　多功能监护仪中压力模块即可测量，通过压力模块中的压力传感器、延长线与动脉穿刺导管连接，三通器进行转换，加压补液冲管进行动脉压力测压。

（3）动脉血压及中心静脉压结合进行病情评估，见表4-2。

表4-2　血压及中心静脉压变化的临床意义

动脉血压	中心静脉压	原因	处理
↑	↑	外周阻力大或循环负荷过量	血管扩张剂或利尿剂
↓	↓	有效循环血量不足	积极补液
正常	↑	容量负荷过重或右心衰竭	强心剂和利尿剂
↓	正常	有效循环血量不足或心排血量不足	强心利尿、限制输血
↓	↑	心脏压塞或严重心功能不全	强心利尿、解除心脏压塞

（4）有创血压监测要点　①严格无菌操作，防止感染；②每次测量前调整换能器平衡于第四肋间腋中线水平；③保持动脉穿刺通畅，防止空气、血液进入换能器；④严密观察动脉插管远端肢体血运、皮温、动脉搏动，若穿刺部位有红肿或出血状况及时通知医生，必要时拔除导管；⑤置管时间不宜超过 7 天，一旦发生感染立即拔除导管，并进行抗感染治疗。

（5）有创血压监测的临床意义　在急危重症患者出现严重低血容量休克、周围血管收缩或痉挛时，患者无创动脉血压无法准确测量，有创血压的测量可以准确连续反映 SBP、DBP 和 MAp，为评估心功能和制订治疗方案提供可靠参考数据。

3. Swan-Ganz 漂浮导管监测　是将 Swan-Ganz 导管经外周静脉插入右心系统和肺血管系统，进行心脏和肺血管压力及心排血量等多参数循环测定方法。有三腔、四腔和五腔热稀释漂浮导管，根据临床需要选择。

漂浮导管监测的临床意义　右心房压（RAP）正常值为 1~6mmHg，对输液量的评估有参考价值；右心室压（RVP）正常值 0 ~ 8mmHg，是导管推进重要标志；肺动脉压（PAP）正常值 15 ~ 28mmHg。轻度肺动脉高压时 PAP>30mmHg，中度肺动脉高压时 PAP>60mmHg，重度肺动脉高压时 PAP>90mmHg。肺动脉楔压（PAWP）正常值 8 ~ 12mmHg，反映左心室负荷，PAWP<5mmHg 表示体循环血量不足，PAWP>18mmHg 提示可能出现肺淤血，PAWP >30mmHg 提示心源性肺水肿。PAWP 升高提示左心功能不全、心源性休克等；PAWP 降低提示血容量不足。心排出量 CO 正常值 4 ~ 8L/min，CO 显著减少提示组织低灌注状态，CO 增高见于甲亢、贫血高输出量、心力衰竭等。

二、呼吸系统监测

呼吸系统监测的目的是对患者呼吸运动、呼吸功能、脉搏血氧饱和度、呼吸末二氧化碳、机械通气等监测，了解急危重症患者的通气与换气功能的动态变化，为病情观察和治疗方案的拟订提供科学分析依据。

（一）呼吸运动监测

1. **呼吸频率** 是简单而实用的监测呼吸功能的方法，可用目测计数，也可以用仪器监测。呼吸频率增快或减慢，均可能提示呼吸功能障碍。

2. **呼吸幅度** 是指胸腹部起伏的程度，可大致反映潮气量的大小。男性和儿童主要为腹式呼吸，女性是胸式呼吸。通过观察胸腹式呼吸运动异常可以判断疾病，如胸式呼吸增强提示腹部病变或疼痛，减弱或消失与两侧胸部有损伤或病变有关，也可见于高位截瘫或使用肌松剂；胸式呼吸不对称可能是一侧胸腔积液、气胸、血胸、肺不张等，肋间肌麻痹时胸式呼吸与腹式呼吸不同步。

3. **呼吸节律** 静息状态下呼吸节律是均匀的，呼吸节律发生改变提示异常呼吸类型和病变部位。慢性阻塞性肺疾病可导致喘鸣和呼气延长的呼吸状态；急性呼吸窘迫综合征、心脏疾病、肺限制性通气障碍、胸廓限制性通气障碍可导致呼吸频率快、潮气量小、无气道狭窄和阻塞的呼吸急促等症状。

4. **吸呼比** 是指一个呼吸时间周期中，吸气与呼气时间比。正常吸呼比为 1：（1.5 ~ 2）反映肺的通气和换气功能。可通过目测进行评估，也可通过呼吸机呼吸瓣的运动情况进行评估。

（二）呼吸功能监测

1. **潮气量（tidal volume，TV）** 是指在平静呼吸时每次呼出或吸入的气体量。TV 是呼吸容量中最常用的监测指标，正常值为 8 ~ 12mL/kg，男性略大于女性。TV 反映机体静息状态下的通气功能，人工机械通气的指征是潮气量<5mL/kg。

2. **肺活量（vital capacity，VC）** 指在深吸气后最大呼气所能呼出的气量。用于判断肺和胸廓的膨胀程度，正常值为 30 ~ 70mL/kg。肺活量<15mL/kg 是气管插管或呼吸机

的应用指征，肺活量>15mL/kg是撤掉呼吸机的指征。

3. 功能残气量（function residual capacity，FRC）　是平静呼气后肺内所残留的气量。临床将功能残气量占肺活量的百分比作为评价标准，是肺容量的主要监测指标，正常值为20%～30%。

4. 分钟通气量（minute ventilation，MV）　是指在静息状态下每分钟呼出或吸入的气体量。MV是肺通气功能最常用的监测指标，$MV=VT\times RR$，正常值为6～8L/min。

5. 生理无效腔容积（volume of physiological dead space，VD）　是解剖无效腔与肺泡无效腔的容积之和。解剖无效腔是指从口、鼻、气管到细支气管之间的呼吸道所占空间；肺泡无效腔指肺泡中未参与气体交换的空间。VD/TV比值反映通气的效率，正常值为0.2～0.35，用于评估无效腔对患者通气功能的影响。

6. 肺泡通气量（alveolar ventilation，AV）　是指静息状态下每分钟吸入气量中能到达肺泡进行气体交换的有效通气量。$AV=（TV-VD）\times RR$，正常值为4.2L/min，反映真正的气体交换量。

7. 呼吸功能监测的临床意义　监测吸气与呼气的TV的差值可反映应用人工呼吸机患者呼吸机管道的漏气状况；VC减少反映胸廓活动受限、肺组织受损、膈肌活动受限；FRC增高提示肺组织弹性减退、呼气受阻或胸廓畸形，FRC减少提示胸肺回缩力增加、肺泡缩小或塌陷；成人MV>12L/min提示通气过度，MV<3L/min提示通气不足。

（三）脉搏血氧饱和度监测

脉搏血氧饱和度（pulse oxygen saturation，SpO_2）是通过动脉搏动来分析测定血液在一定氧分压下氧合血红蛋白占全部血红蛋白的百分比，正常值为96%～100%，为无创性监测。常应用于呼吸骤停、发绀和缺氧患者的严重程度监护。

1. SpO_2监测的注意事项　①指夹法避开灰指甲、涂染的指甲、严重烧伤结痂指甲的手指；②SpO_2仪对外光源敏感，日光、室内荧光灯不可直接照射，影响监测结果；③休克或指端循环不良时SpO_2信号消失或降低，指端静脉水肿和充血时读数偏低；④避开放置动脉导管、无创动脉监测手臂，测量时减少肢体活动；⑤长时间应更换不同手指监测；⑥可用75%酒精进行表面清洁，禁止用高浓度含氯消毒液清洁。

2. SpO_2监测的临床意义　SpO_2<90%时提示有低氧血症，应通知医生，给予相应处理。一氧化中毒时，由于碳氧血红蛋白与氧合血红蛋白的吸光谱近似，会影响SpO_2监测结果，掩盖严重低氧血症，不易使用。

（四）呼气末二氧化碳监测

呼气末二氧化碳（end-tidal carbon dioxide，$ETCO_2$）监测包括呼气末二氧化碳分压（pressure of end-tidal CO_2，$PETCO_2$）或呼吸末二氧化碳浓度、呼出气体二氧化碳波形及趋势图监测，反映肺通气功能状态、循环功能、肺血流情况，计算二氧化碳的产生量。

PETCO$_2$监测的临床意义：

（1）通气功能的评估　PETCO$_2$正常值为 35 ~ 45 mmHg，PETCO$_2$与 PaCO$_2$数值相近。根据 PETCO$_2$的鉴定结果来评估患者通气功能状况及调节通气量，避免通气过度和通气不足。

（2）循环功能的评估　低血压、休克、低血容量、心力衰竭时，随着肺血流量的减少，PETCO$_2$降低，呼吸心跳停止时 PETCO$_2$迅速降为零，复苏后逐步回升。

三、 中枢神经系统功能监测

通过神经系统监测可了解脑功能损害的部位、性质和程度，临床神经系统监测是脑功能障碍诊断的基础。

（一）临床病情观察监测

1. **意识状态**　可反映大脑皮质和脑干结构功能状态，是中枢神经系统功能的指标。当神经系统发生病变或损伤，即出现意识障碍。意识障碍可分为嗜睡、意识模糊、浅昏迷和深昏迷。临床昏迷分级常用 Glasgow 评定量表（glasgow coma scale，GCS），见表 4-3，对意识障碍的程度进行评估。评分项目包括睁眼反应、语言反应、运动反应，分别评估 3 个项目并予以记分，再将各项目分值相加求其总分，即可得到意识障碍程度的客观评分（表 4-3）。GCS 总分为 15 分，14 ~ 15 分正常，8 ~ 13 分为意识障碍，≤7 分为浅昏迷，<3 分为深昏迷。评估中应注意运动反应的刺激部位以上肢为主，并以其最佳反应为主。

表 4-3　Glasgow 昏迷评定量表

睁眼反应	评分	语言反应	评分	运动反应	评分
自动睁眼	4	回答正确	5	遵嘱运动	6
呼唤睁眼	3	回答错误	4	刺痛定位	5
刺痛睁眼	2	语无伦次	3	躲避刺痛	4
不睁眼	1	只能发声	2	刺痛肢屈	3
		不能发声	1	刺痛肢伸	2
				不能活动	1

2. **瞳孔观察**　正常人瞳孔等大正圆。一侧瞳孔散大提示脑疝的可能；双侧瞳孔变小提示脑桥出血或阿片类药物中毒，也可见于脑室或蛛网膜下腔出血；双侧瞳孔散大和对光反射障碍为生命末期症状。

3. **体温监测**　脑干、下丘脑等损伤时，体温出现持续性升高，可高达 40℃，体温升高还应考虑有无出血、感染、脱水等。

4. **呼吸监测**　脑水肿或颅内血肿时，呼吸深而慢；气道梗阻时表现为喘鸣、呼吸频率上升等；小脑幕疝时表现为潮式呼吸；延髓中枢损伤时呼吸无规律，最终导致呼吸停止。

5. 血压和心率监测　出现脑水肿、颅内压增高反射性地导致血压上升、脉压差增大、心率下降等改变。

6. 呕吐监测　呕吐多发生于颅脑损伤后1~2小时，多为一过性反应。当频繁呕吐且伴有剧烈头痛时，是颅内压急剧增高的表现，应警惕脑疝的可能；若颅内血管性疾病出现头痛伴呕吐应警惕血管破裂的可能。

（二）颅内压监测

颅内压（intracranial pressure，ICP）是指颅内容物对颅腔壁产生的压力。诊断颅内高压最迅速、准确的方法是监测颅内压。颅内压监测同时也是指导临床治疗和评估预后的重要手段。

1. 脑室内压力监测　在无菌条件下进行颅骨钻孔，将头端多孔的硅胶管插入侧脑室，经三通管连接传感器和监护仪进行ICP监测。测定容量压力反应，引流脑脊液降低颅内压，也可经脑室内用药。进行脑室内引流时，需每小时记录引流量，每天引流量超过200~250mL时，提示脑脊液吸收不良。每小时关闭引流管5分钟，进行颅内压测定，当颅内压为20~27cmH$_2$O时，减慢引流速度，防止脑室塌陷。通常监测时间不宜超过5天，以免增加颅内感染的机会。

2. 颅内压波形监测　正常颅内压曲线为脉搏搏动和颅内静脉回流受呼吸运动影响形成的综合波，压力波振幅大小主要与脉络丛搏动和颅内静脉回流有关。

3. 脑实质内压力监测　主要用于脑室受压变窄或移位使脑室穿刺困难者。优点是损伤小，感染及并发症少，监测过程中影响因素少，不需要零点调零或校正。

4. 颅内压监测的临床意义　ICP正常值<15mmHg；ICP值15~20mmHg为轻度升高；ICP值21~40mmHg为中度升高；ICP>40mmHg为重度升高。

（三）脑电图监测

脑电图（electroencephalography，EEG）包括常规脑电图、动态脑电图监测、视频脑电图监测等。EEG对脑的缺血、缺氧十分敏感，是昏迷患者脑功能监测的重要指标。

1. 正常EEG监测波型　α波：频率为8~12Hz，振幅为25~75μV，是成人安静闭眼时的主要脑电波，睁眼时α波减弱或消失。β波：频率为18~30Hz，振幅平均为25μV，情绪紧张、激动、服用巴比妥类药物时增加。θ波：频率为4~7Hz，振幅为20~50μV，常见于浅睡眠时。δ波：频率<4Hz，振幅<75μV，见于深睡眠和麻醉状态。

2. 脑缺血缺氧的监测　脑缺血、缺氧早期，出现短阵的EEG快波，当脑血流继续减少，监测EEG波幅开始逐渐降低，频率逐渐减慢，最后呈等电位线。

3. 脑功能的监测　EEG是昏迷患者脑功能监测的重要指标。昏迷时EEG常呈δ波，若恢复到θ波或α波，提示病情好转；δ波逐渐转为平坦波形提示病情恶化。

四、 肾功能监测

肾脏的主要功能有生成尿液、排泄代谢产物和内分泌，肾脏是最易受损伤的内脏器官之一。肾功能监测是评估肾脏疾病严重程度及预后的重要方法。

（一）临床病情观察监测

1. **尿量监测** 尿量变化是肾功能改变的最直接指标，危重症患者常监测每小时和24小时尿量。24小时尿量少于400mL或每小时尿量少于17mL称为少尿，表示有一定程度肾功能损害；24小时尿量少于100mL称为无尿，是肾功能衰竭的诊断依据；每小时尿量少于30mL，多为肾血流灌注不足，间接提示全身血容量不足。

2. **尿液的监测**

（1）**颜色** 正常新鲜尿液呈淡黄色或深黄色。尿液呈洗肉水色，常见于急性肾小球肾炎、输尿管结石、感染、结核、泌尿系肿瘤等。尿液呈浓茶色或酱油样色，常见于阵发性睡眠性血红蛋白尿、溶血、疟疾等。尿液呈深黄色或黄褐色，常见于黄疸。尿液呈乳白色，常见于丝虫病。

（2）**气味** 泌尿道感染时新鲜尿液有氨臭味，糖尿病酮症酸中毒时尿液有烂苹果气味。

（3）**尿密度** 肾脏的重要功能是浓缩尿液，危重症患者肾功能不全时尿密度发生改变。正常成人为1.015~1.025，尿密度>1.025为高比重尿，提示肾本身功能尚好，尿液浓缩，尿密度<1.010为低比重尿，肾浓缩功能降低，提示肾功能不全恢复期、尿崩症、肾小管浓缩功能障碍等。

（4）**尿渗透压** 用于评估危重患者血容量及肾脏的浓缩功能。尿渗透压正常值为600~1000mOsm/L，血浆渗透压正常值为280~310mOsm/L，急性肾功能衰竭时尿渗透压接近血浆渗透压。

（5）**尿常规监测** 评估危重患者有无泌尿系感染或肾损害，监测尿中红细胞、白细胞、管型及蛋白等。

（二）肾功能监测

1. **血尿素氮**（blood urea nitrogen，BUN） 成年人正常值为2.9~6.7mmol/L，儿童1.8~6.5 mmol/L。BUN进行性升高是肾功能损害进行性加重的重要指标之一。

2. **血肌酐**（serum creatinine，SCr） 正常值为83~177μmol/L。各种类型肾功能不全时，血肌酐明显升高。

3. **尿素清除率**（urea clearance rate，Ucr） 血液中的尿素通过肾脏，经肾小球滤过进入肾小管，大部分排出体外，小部分经肾小管重吸收入血。正常值为40~60mL/min。

4. **内生肌酐清除率**（endogenous creatinine clearance rate，Ccr） 是反映肾小球滤过功能的重要指标。正常值成年人80~120mL/min，新生儿40~65mL/min。

5. **肾功能监测的临床意义** Ucr 低于正常值的 60%，表示肾功能开始损害；低于 50%，表示损害已较严重；低于 10% 表示严重损害。Ccr 低于正常值的 80%，表示肾小球滤过功能受损。BUN 对尿毒症的诊断、病情的判断和预后评估有重要意义。

五、 肝功能监测

1. **转氨酶** 人体内转氨酶有 20 多种，其中丙氨酸氨基转移酶（ALS）、天冬氨酸氨基转移酶（AST）是诊断肝胆系疾病中应用最广的酶。血清转氨酶活力测定对诊断急性病毒性肝炎最有价值。

2. **白蛋白及白蛋白/球蛋白（A/G）** 白蛋白是肝合成的最重要的蛋白质，血清正常水平为 40 ~ 55g/L，白蛋白的含量与有功能的肝细胞数量成正比，是估计预后的良好指标。血清球蛋白并非由肝细胞产生，但可间接反映肝内皮细胞功能，其血清正常水平为 20 ~ 30g/L。A/G 比值正常为（1.5 ~ 2.5）∶1，A/G 倒置见于肝功能严重损伤，病情好转时，白蛋白回升，A/G 也趋于正常。

3. **凝血酶原时间** 肝实质细胞损害时，在肝脏内合成的凝血因子如纤维蛋白原、凝血酶原、第 V 凝血因子、第 VII 凝血因子、第 IX 凝血因子、第 X 凝血因子减少，多见于严重肝病。

4. **甲胎球蛋白（AFP）** 甲胎蛋白是胎儿肝细胞合成的一种特殊的球蛋白。正常值：< 25ng/L。临床意义：在急性肝炎时，AFP 的阳性率与病情严重程度有一定关系；重度慢性肝炎、重症肝炎、肝硬化时 AFP 升高；急性肝功能衰竭时，若 AFP 升高，反映肝细胞再生，是预后较好的指标。如早期下降或转阴则预后不良。

5. **血氨测定** 由于严重肝脏损害，使尿素合成发生障碍，或由于各种原因引起的氨产生过多，可致血氨升高。正常值：5.9 ~ 35.2μmol/L。临床意义：内源性血氨增高可见于重型肝炎、肝硬化及原发性肝癌或伴有肝性脑病；外源性血氨升高可见于肠道内含氮物质增多、尿毒症等。

6. **血浆凝血因子检查** 凝血第 I 因子（纤维蛋白原）在肝内合成。肝脏实质性病变时各种凝血因子的含量及生理活性可呈不同程度的降低。正常值：纤维蛋白原 5.9 ~ 11.7μmol/L；凝血酶原、易变因子、稳定因子活动度各占 80% ~ 120%；凝血酶原时间 Quick 一步法为 12 ~ 14 秒，如超出正常对照 3 秒以上有意义。临床意义：急性肝炎时凝血因子活性可正常或稍低；慢性肝炎、肝硬化时血浆纤维蛋白原含量降低，凝血酶原时间明显延长。

7. **血脂及脂蛋白** 血脂包括胆固醇、磷脂及三酰甘油，只有与蛋白质结合为脂蛋白才能呈溶解状态在血浆中转运。脂蛋白包括：高密度脂蛋白（HDL），低密度脂蛋白（LDL），极低密度脂蛋白（VLDL）及乳糜微粒（CM）。急性肝细胞损伤时，血浆三酰甘油可升高，胆固醇降低。慢性肝实质性肝损害时，血脂蛋白可异常，但不显著，若血清胆固醇低，提示预后差。胆固醇酯有一定的定量价值，可反映肝细胞出现大块坏死及进行性坏死，对估计重症肝炎预后有一定意义。

8. 血清胆红素定量测定 血清胆红素包括直接胆红素（结合胆红素）和间接胆红素（未结合胆红素），血清总胆红素含量减去直胆红素含量为间接胆红素含量。正常值：总胆红素 $1.7 \sim 17\mu mol/L$，间接胆红素 $1.7 \sim 13.4\mu mol/L$。临床意义：总胆红素含量能直接、准确地反映黄疸的程度，但不能鉴别黄疸的类型。间接胆红素对黄疸的鉴别诊断有重要价值。

9. 尿三胆测定 尿三胆系尿中胆红素、尿胆原、尿胆素之合称。通常尿中无胆红素；正常尿中尿胆原排出量 $<4mg/24h$。临床意义：若尿中出现胆红素提示血中结合胆红素增高，见于阻塞性黄疸、黄疸肝炎早期；尿胆原增高提示血中非结合胆红素增多，见于溶血性黄疸及肝细胞性黄疸；肝内、外胆道阻塞时，因结合胆红素排入肠道受阻，尿胆原形成障碍，故明显减少，胆道完全梗阻时，尿胆原消失。

六、 水、 电解质和酸碱平衡监测

动脉血气分析反映肺泡与肺循环之间的交换状态，是危重症患者呼吸功能监测的常用指标。结合动脉血气分析可以全面评估危重症患者的呼吸状态，为治疗方案提供可靠的依据。

（一）血气参数的监测

1. 血液酸碱度（pH）值

（1）正常值 $7.35 \sim 7.45$。

（2）临床意义 pH 值 <7.35 为酸血症，pH 值 >7.45 为碱血症。pH 值是酸碱失衡的主要诊断指标，受呼吸和代谢的影响。

2. 动脉血氧分压（PaO_2）

（1）正常值 $80 \sim 100mmHg$。

（2）临床意义 评估危重症患者有无呼吸衰竭、缺氧及缺氧程度，是酸碱失衡的重要指标。轻度缺氧 PaO_2 为 $60 \sim 80mmHg$，中度缺氧 PaO_2 为 $40 \sim 60mmHg$，重度缺氧 PaO_2 为 $20 \sim 40mmHg$。

3. 动脉血氧饱和度（SaO_2）

（1）正常值 $96\% \sim 100\%$。

（2）临床意义 动脉血氧饱和度与血红蛋白、氧的结合能力及 PaO_2 有关，PaO_2 越高，SaO_2 越高。

4. 动脉血 CO_2 分压（$PaCO_2$）

（1）正常值 $35 \sim 45$ mmHg。

（2）临床意义 $PaCO_2 <35$ mmHg 时，肺泡通气过度，提示原发性呼吸性碱中毒或继

发性代偿性代谢性酸中毒；$PaCO_2$ >45 mmHg 时，肺泡通气不足，提示原发性呼吸性酸中毒或继发性代偿性代谢性碱中毒。

5. SB 和 AB　SB 是标准碳酸氢盐表示方法，是指动脉血液标本在温度 37℃ 和血红蛋白完全氧合的条件下，用 PCO_2 为 40mmHg 的气体平衡后所测得的 HCO_3^- 浓度。AB 是实际碳酸氢盐的表示方法，是指未经气体平衡处理的 HCO_3^- 的含量，即隔绝空气的血标本在实际条件下测得的碳酸氢盐含量。

（1）正常值　25±3mmol/L。

（2）临床意义　正常情况下 AB = SB，若 AB−SB>0，提示为高碳酸血症，即 CO_2 潴留；若 AB−SB<0，提示为低碳酸血症，即 CO_2 呼出过多。

（二）酸碱平衡监测

1. 酸碱失衡的分类

（1）单纯型　包括代谢性酸中毒、代谢性碱中毒、呼吸性酸中毒、呼吸性碱中毒。机体存在代偿机制可减轻酸碱失衡对机体产生的损害，如代谢性酸碱失衡可通过呼吸性代偿，呼吸性酸碱失衡可通过代谢性代偿。

（2）复合型　呼吸性酸碱失衡与代谢性酸碱失衡合并存在时称复合型酸碱失衡。

2. 酸碱失衡的临床特点

（1）单纯型　①代谢性酸中毒可发生于肠瘘、急性腹泻等导致 HCO_3^- 丢失过多，也可发生于休克、缺氧、肾功能不全导致的 H^+ 产生过多或排出较少；②代谢性碱中毒可发生于呕吐导致 H^+ 丢失过多，或摄入过多碳酸氢钠导致 HCO_3^- 过多；③呼吸性酸中毒由于肺泡通气不足引起，导致 $PaCO_2$ 增高；④呼吸性碱中毒由于过度通气，导致 $PaCO_2$ 降低。

（2）复合型　原因比较复杂，临床血气监测结果各异。

3. 酸碱失衡的评估方法　应根据病因、病程、治疗措施、血气结果、电解质监测结果、酸碱监测结果和临床表现进行动态综合分析。

（1）酸碱监测最重要的三项指标是评估血液酸碱度指标的 pH 值、评估呼吸性酸碱失衡指标的 $PaCO_2$、评估代谢性酸碱失衡指标的 HCO_3^-。

（2）根据患者状况综合判断酸碱失衡类型及是否发生代偿。

（3）进一步分析其他指标，进一步判断准确性，反复进行测定，必要时动态监测，从而做出可靠判断。

复习思考

1. 有创动脉血压监测时首选途径是（　　　）

　　A. 股动脉　　　　　　　　　　B. 足背动脉　　　　　　　C. 肱动脉

D. 桡动脉   E. 尺动脉

（2~4 题共用题干）　患者，女，56 岁，因与儿子生气后自觉胸闷，继而感觉剧烈胸痛，伴大汗淋漓，立即舌下含服硝酸甘油后疼痛不能缓解而入院。

2. 针对该患者首先进行的心电监测种类是（　　）

    A. 动态心电图   B. 标准肢体导联心电监测

    C. 综合导联心电监测   D. 胸前导联心电监测

    E. 12 导联心电监测

3. 导联 V_4 电极放置位置应为（　　）

    A. 胸骨右缘第四肋间   B. 胸骨左缘第四肋间

    C. 左侧腋前线与第五肋间相交处   D. 左侧锁骨中线与第五肋间相交处

    E. 左侧腋中线与第五肋间相交处

4. 目前患者的情况，心血管系统着重监测项目是（　　）

    A. 中心静脉压   B. 血压   C. 心输出量

    D. 肺动脉压   E. 有效循环血量

（5~6 题共用题干）　患者，男，60 岁，脑外伤入住 ICU 病房，患者神志不清，呼吸机辅助呼吸，颅内压监测，留置导尿，心电监护，中心静脉压监测中。

5. 患者中心静脉压为 $4cmH_2O$，提示（　　）

    A. 右心功能不良   B. 左心功能不良   C. 血容量不足

    D. 左心房充盈不足   E. 心力衰竭

6. 患者对刺痛能睁眼，对刺激能回缩手指，胡言乱语，其 GCS 评分正确的是（　　）

    A. 7 分   B. 8 分   C. 9 分

    D. 10 分   E. 11 分

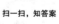

扫一扫，知答案

扫一扫，看课件

模 块 五

心肺脑复苏

【学习目标】

1. 掌握心肺脑复苏术的基本方法及复苏后病人的监护。
2. 熟悉心肺脑复苏的概念、原因和判断方法。
3. 了解心肺脑复苏的有关理论和脑复苏的治疗措施。

心肺脑复苏（cardio-pulmonary-cerebral resuscitation，CPCR）是指针对心搏骤停者采取的促进心搏、呼吸功能的恢复，并尽早保存和促进脑功能恢复的紧急医疗救治技术，包括基础生命支持（basic life support，BLS）、加强生命支持（advanced life support，ALS）和延续生命支持（prolonged life support，PLS）三个阶段。心跳突然停止，有效心泵功能和循环突然停止，人体全身组织细胞出现缺血、缺氧，其中脑细胞对缺血、缺氧最敏感，一般在循环停止后 4~6 分钟即可发生水肿和损害，10 分钟后脑组织出现不可逆性死亡。因此，应尽快抢救心搏骤停患者，对其实施心肺复苏术，进行得越早，患者存活率越高。

项目一 心搏骤停概述

心搏骤停（sudden cardiac arrest）是指各种原因引起的心脏射血功能的突然终止，有效心泵功能和有效循环功能丧失，引起全身组织细胞严重缺血、缺氧和代谢障碍。心搏骤停是心脏急症中最严重的情况，此时若不能及时处理，则会造成脑和全身器官的不可逆损坏，进而导致死亡。

一、 心搏骤停的原因

根据引起心搏骤停的原因可将其分为两大类：心源性心搏骤停和非心源性心搏骤停。

（一）心源性心搏骤停

心血管疾病是心搏骤停最常见且最重要的原因。常见于冠心病、心肌病变并发严重心律失常、主动脉疾病、心脏瓣膜功能不全等，其中以冠心病最为常见，是造成成人心搏骤停的主要原因。

（二）非心源性心搏骤停

1. 严重电解质紊乱及酸碱平衡失调　如低钾或高钾血症、低镁或高镁血症和低钙血症；酸中毒等。

2. 呼吸停止　各种原因如严重创伤、窒息、药物过量、脑卒中、肺动脉栓塞等导致的呼吸道梗阻、呼吸功能衰竭，甚至呼吸停止。

3. 休克或过敏反应　包括药物中毒或过敏、毒品滥用和毒物中毒等，如一氧化碳、氰化物中毒。

4. 意外事故　如触电、溺水、麻醉和手术意外、雷击、低温或高温等。

5. 其他　某些疾病如急性胰腺炎、脑血管病变等；某些诊断性操作如血管造影、心导管检查等。

二、 心搏骤停的表现和判断

（一）临床表现

心搏骤停后，血流运行立即停止。由于脑组织对缺氧最敏感，临床表现上以中枢神经系统和循环系统的症状最为明显，主要有：

1. 意识突然丧失或伴有短阵抽搐、大小便失禁。

2. 大动脉搏动消失，脉搏触不到、血压测不出。

3. 呼吸呈叹息样或停止，多发生在心搏骤停后 30 秒内。

4. 心音消失。

5. 双侧瞳孔散大。

6. 面色苍白或发绀。

其中，存在意识丧失和大动脉搏动消失这两个征象时，心搏骤停的诊断即可成立，并应立即进行现场急救。

（二）心电图表现

心搏骤停时，心脏虽丧失了泵血功能，但心电和心脏活动并非完全停止。根据心电图表现可分为以下三种类型。

53

1. **心室颤动** 最为常见，简称室颤。室颤时心室肌纤维无协调一致收缩，呈极不规律的快速颤动，心电图表现为 QRS 波群消失，出现大小不等、形态各异的颤动波，频率为 200～400 次/分（图 5-1）。

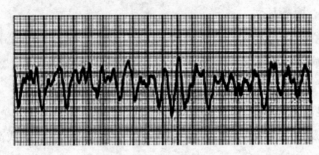

图 5-1 心室颤动心电图

2. **心室停搏** 心室完全丧失了收缩活动，呈静止状态，心电图呈直线，无心室波或仅见心房波，多在心搏骤停 3～5 分钟时出现（图 5-2）。

图 5-2 心室停搏心电图

3. **无脉性电活动** 又称电机械分离，是心室肌断续出现缓慢微弱的不完整的收缩。频率为 20～30 次/分。心电图上呈现间断出现的宽大畸形、振幅较低的 QRS 波群（图 5-3）。无脉性电活动是死亡率极高的一种心电图表现。

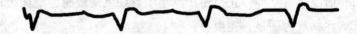

图 5-3 无脉性电活动

以上三种心电图表现类型，虽然在心电和心脏活动方面各有其特点，但共同的结果是心脏丧失有效收缩和排血功能，使全身血液循环停止而引起相同的临床表现。

项目二　心肺脑复苏术

心肺复苏术包括心脏按压、人工呼吸和电击除颤三大要素。1956 年 Zoll 教授提出了体外电击除颤法；1958 年美国 Petter Safar 教授发明了口对口人工呼吸法，被确认为心肺复苏的首选方法；1960 年 Kouvenhoven 等发表了第一篇有关胸外心脏按压的文章，被称为心肺复苏的里程碑。2015 年，美国心脏病协会重新修订并颁布了《2015 美国心脏协会心肺复苏及心血管急救指南更新》。新指南制订了 CPCR 的世界性应用范围，并在复苏方法上确定其安全性和有效性。

一、基础生命支持

基础生命支持（basic life support，BLS）又称初期复苏处理或现场急救，是指专业或非专业人员在发病和（或）致伤现场对患者进行病情判断评估和采取的徒手抢救措施，目的是向心、脑及全身重要器官供氧，以延长机体耐受临床死亡的时间，为进一步复苏处理创造有利条件。BLS 包括初级 C、A、B、D 四个步骤：C（circulation）建立有效循环、A（airway）开放气道、B（breathing）人工呼吸、D（defibrillation）电除颤。

（一）判断并启动 EMSS

1. 判断意识 在确认周围环境安全可以就地抢救后，急救人员轻拍患者双肩或面颊，靠近两侧耳旁大声呼叫："喂，你怎么了？"如患者无反应，可判断为意识丧失。如怀疑颈椎损伤，应注意轴线翻身。以上检查应在 10 秒内完成。

2. 启动 EMSS 一旦判断患者意识丧失，施救者应立即大声呼救，请周围人前来帮忙抢救和拨打 120 急救电话，启动 EMSS。

（二）建立有效循环（C）

进行心肺复苏时，将患者仰卧于硬板或地面上。如果患者摔倒时面部朝下，在将其翻转成仰卧位时，应使头、颈、躯干平直无扭曲。

1. 判断脉搏 判断患者没有意识后，检查其有无颈动脉搏动。检查动脉搏动时间不超过 10 秒。一手置于患者前额，使头部保持后仰，使气道开放；另一手在靠近抢救者一侧用食指及中指尖先触及气管正中的喉结，然后向旁滑移 2 横指，触摸颈动脉搏动（图 5-4）。婴幼儿可检查股动脉以判断有无脉搏。如果意识丧失，同时颈动脉搏动消失，即可判定为心搏骤停。

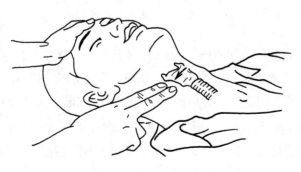

图 5-4 判断颈动脉搏动

2. **胸外心脏按压** 胸外心脏按压指持续而有节律地按压胸骨。由于按压使胸腔内压增加，可间接按压心室，使血液流入大动脉，建立循环，为心脏自主节律的恢复创造条件。此法可在任何场合进行，为现场急救时最实用、最简易而有效的心脏复苏方法。

（1）体位 患者仰卧于硬板床或地上，头后仰，解开上衣和腰带。急救者紧靠患者胸部一侧，为保证按压力垂直作用于患者胸骨，根据现场情况，急救者可采用站立地面或脚凳上，或采取跪式等体位。

（2）按压部位 胸骨中下 1/3 交界处（图 5-5）。急救者用靠近患者足侧一手的食指和中指，确定近侧肋弓下缘，然后沿肋弓下缘上移至胸骨下切迹，将中指紧靠胸骨下切迹处，食指紧靠中指。将另一手的掌根紧靠前一手的食指置于胸骨上，然后将前一手置于该手背上，两手掌平行重叠，手指分开或互握均可，但不得接触胸壁，而只以掌根部位接触患者胸骨。儿童患者按压部位在两乳头连线中点处；婴儿则用环抱法（双拇指重叠下压）或一手食指、中指并拢下压胸骨中点。

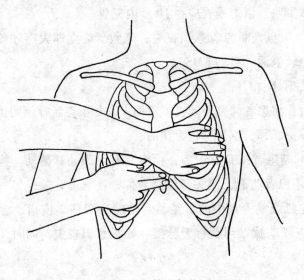

图 5-5 按压部位

（3）按压方法 抢救成人患者时，抢救者双手交叉，双臂伸直，两肘关节固定不动，双肩在患者胸骨上方正中，利用上半身体重和肩、臂部肌肉的力量，垂直向下用力按压（图 5-6，图 5-7）。按压应平稳而有规律地进行，不能间断，下压及向上放松的时间大致相等，按压频率超过 100 次/分，按压深度使成人胸骨下移 5 ~ 6cm。儿童用单手掌根按压，按压深度至少为胸部前后径的 1/3（大约为 5cm）。婴儿按压深度至少为胸部前后径的 1/3（大约为 4cm）。

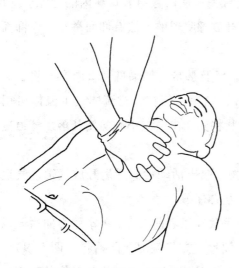

图 5-6 双手掌跟交叉重叠

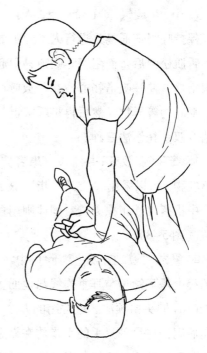

图 5-7 按压姿势

3. 胸外按压注意事项

（1）判断患者意识的时候，不宜剧烈摇晃患者，防止伤情加重。

（2）胸外心脏按压部位要准确，抢救者掌根部不能脱离患者胸壁，以免造成肋骨骨折及肝、肺、胃等内脏的损伤。

（3）胸外心脏按压的压力要适宜，节律要均匀。垂直用力，不要左右摇摆。避免冲击式按压或猛压，以免出现胃内容物反流、肋骨骨折等并发症。

（4）患者头部应适当放低以避免按压时呕吐物反流至气管，也可防止因头部高于心脏水平而影响脑血流灌注。

（5）按压下陷和放松的时间应大致相等，放松压力时应注意定位的手掌根部不得离开胸骨，以免按压位置移动。

（6）操作过程中，救护人员替换时，可在完成一组按压和通气的间隙中进行，不得使复苏抢救中断时间超过 10 秒。

（7）按压最好与人工呼吸配合，按压与通气比例为 30∶2。

（8）按压期间要密切观察病情，判断复苏效果。如抢救者实施急救的方法正确，而患者有下列各种征兆时，则证明其所施行的方法有效：脸色转红；瞳孔收缩到正常大小；恢复可知的呼吸及有血液循环表征；有知觉、反应及呻吟等。

（三）开放气道（airway，A）

保持呼吸道通畅是进行人工呼吸的首要步骤。患者心搏、呼吸停止后，全身肌张力下降，舌肌松弛后坠而阻塞呼吸道易引起窒息。采用开放呼吸道的方法，可使阻塞呼吸道的舌根上提，使呼吸道畅通。在开放呼吸道前，应首先迅速清除患者口鼻内的污泥、土块、痰、呕吐物等异物，然后再将呼吸道打开。常用开放呼吸道的方法有仰面举颏法、仰面抬颈法及双手托颌法三种。

1. 清除气道及口中异物　患者仰卧，松解衣领及裤带，如果见到口内有异物、义齿或呕吐物，可以采用"交叉手指"技术把口打开，做手指清扫，对流体或半流体可用食指、中指裹以纱布擦去，对固体则用食指屈成钩状将其取出，应小心勿使其落入气道更深部位（图5-8）。

2. 开放气道的方法　清除口中污物及呕吐物，取出活动性假牙后开放气道，气道开放的程度是下颌角与耳垂连线与地面垂直。具体方法有：

（1）仰头抬颏法　最常用的方法。即将一只手放在患者前额上，手掌用力向后压以将头向后翘，将另一只手的手指放在靠近颏部的下颌骨下方将颏部向前抬起（图5-9）。注意：勿压迫颏下软组织，以免造成呼吸道梗阻；避免用拇指抬下颌；头部后仰的程度为下颌角、耳郭的连线与地面垂直（图5-9）。

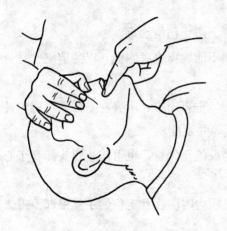

图5-8　清除呼吸道异物

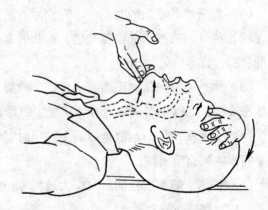

图5-9　仰头抬颏法

（2）仰头抬颈法　患者仰卧，抢救者一手放在患者颈后将颈部上抬，另一手以小鱼际侧下按前额，使患者头后仰，颈部抬起。但对疑有头、颈外伤者，禁用此法，以避免进一步损伤脊髓（图5-10）。

（3）双手托颌法　适用于头颈部外伤者。对疑有颈外伤者应采用托颌而不仰头，即用双手（一边一只）紧抓患者下颌角托起，同时应小心地支持头部不要后仰或从一侧转向另一侧（图5-11）。此手法不伴头颈后仰，专业人员必须掌握。

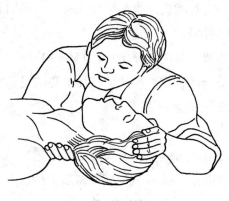

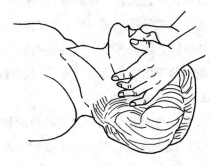

图 5-10　仰头抬颈法　　　　　　　　　　　　　图 5-11　双手托颌法

3. 开放气道注意事项　将患者口腔内异物清除后再开放气道，否则异物易进入开放后的气道深部。

（四）人工呼吸（breath，B）

人工呼吸是用人工方法借外力来推动肺、膈肌或胸廓的活动，使气体被动进入或从肺脏排出，以保证机体氧的供给和二氧化碳的排出。方法有口对口人工呼吸、口对鼻人工呼吸、口对口鼻人工呼吸等。

呼吸道通畅后，立即施行人工呼吸，具体可采用以下三种方法。

1. 口对口人工呼吸法　是呼吸复苏中最简单、常用和有效的方法。方法：开放气道后，抢救者用放在患者额部手的拇指和食指将鼻孔捏紧，防止吹入的气体从鼻孔漏出，吸气后用嘴包住患者口，形成不透气的密闭状态，口对口将气吹入，然后松开患者鼻孔，让患者被动地呼出气体，同时用余光观察患者胸廓的起伏情况（图 5-12）。

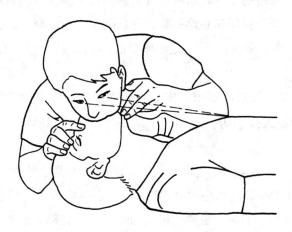

图 5-12　口对口人工呼吸

2. 口对鼻及口对口鼻人工呼吸法　当患者牙关紧闭不能张口或口腔有严重损伤时，

可改用口对鼻人工呼吸。鼻出血或鼻阻塞时禁用口对鼻吹气。抢救婴幼儿时，因婴幼儿口鼻开口均较小，位置又很靠近，可行口对口鼻人工呼吸。

徒手人工呼吸只是一种临时性抢救措施，因为吸入氧的百分比只有 15%～18%，对于需要长时间心肺复苏者，远远达不到足够动脉血氧合的标准。因此，在徒手心肺复苏的同时应积极给予面罩给氧或气管插管以获得足够的氧气供应。

3. 人工呼吸注意事项

（1）操作前须先清除患者的口腔异物、义齿、呕吐物等，并充分开放呼吸道。

（2）成人每次吹气量以患者胸廓有明显隆起为准，每次吹气时间应持续 1 秒以上，吹气频率成人在 10～12 次/分，8 岁以下儿童为 15 次/分，婴幼儿为 20 次/分。

（3）成人 CPR，无论单人或双人，按压与呼吸比例均是 30∶2，即按压胸部 30 次，吹气 2 次；儿童单人 CPR 时，按压与呼吸比例是 30∶2，双人 CPR 比例是 15∶2。

（4）吹气时，口对口接触应严密，不能漏气。采取口对鼻人工呼吸时，应保证患者口部紧闭，急救者的口唇包住患者鼻孔。

（5）吹气速度和压力均不宜过大，以防咽部气体压力超过食管内压而造成胃扩张。

（6）通气良好的标志是有胸部的扩张和听到呼气的声音。

（7）注意防止交叉感染，可在患者的口鼻部盖纱布；有条件时用面罩或通气管更为理想。

（五）心脏除颤（defibrillation，D）

心脏除颤的原理是通过释放一定能量的电能使全部心肌瞬间除极化，消除所有可能存在的折返通路，使自律性最高的窦房结重新获得主导地位，恢复窦性心律。

对于心室颤动和无脉搏的室性心动过速（简称室速）应迅速进行电复律。现代除颤器均带有快速查看装置，能直接明确心律失常，一旦确定为心室颤动，应立即进行电除颤。

1. 体位 患者仰卧于硬板床上，去除身上的金属物品，做好心电监护，明确除颤指征。

2. 选择能量、充电 开启除颤器，按下胸外除颤按钮和非同步按钮，选择能量。单相波除颤首次电击能量选择 360J，双相波除颤首次电击能量选择 150～200J。按下充电按钮。

3. 电极位置 将电极板涂匀导电糊或包裹以潮湿的生理盐水纱布，安放在正确位置。电除颤仪有心底（STERNUM）和心尖（APEX）两个电极板。电极摆放的位置必须置于心脏的长轴线上，以便放电时对心脏产生最大的作用。心底部电极放在右胸上部，位于胸骨右缘锁骨下方；心尖部电极放在左乳头外侧（图 5-13）。另一种电极安放的方法是前后位，即将心尖电极放于心前区左侧，另一个电极放于背部右肩胛下角区。

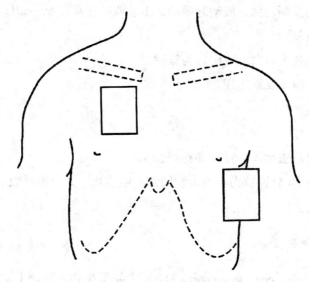

图 5-13　电除颤电极位置

4. **除颤**　确认周围无人直接或间接接触患者后，同时按下两个放电按钮进行电击除颤。

5. **检查**　除颤后立即做 5 组 CPR（约 2 分钟），然后再检查脉搏。

6. **记录**　除颤完毕后整理用物，做好记录。

7. **电除颤注意事项**

（1）使用前应检查除颤仪各项功能是否良好，电源有无故障，充电是否充足，各种导线有无断裂和接触不良，同步性能是否正常。

（2）尽早行电除颤。有研究表明，在没有其他抢救措施的情况下，室颤出现后的 4 分钟之内如能早期除颤，其除颤成功率仍可达到 50% ~ 70%。

（3）放电时，操作人员不能与患者及病床接触，以免触电。

（4）如果任何施救者目睹发生院外心搏骤停且现场有自动体外除颤器（AED），施救者应从心脏按压开始心肺复苏，并尽快使用 AED。

（5）对于细颤型室颤者，应先进行心脏按压、氧疗及药物等处理后，使之变为粗颤，再进行电击，以提高成功率。

（6）每次使用后应彻底除去电极板上的导电糊并保持电极板的清洁，及时对除颤器进行充电。

（六）CPR 有效的指标和终止 CPR 的指标

1. **CPR 有效的指标**　进行 CPR 时，随时观察有无大动脉搏动，以了解胸外按压的效果，最初每 2 分钟检查 1 次，以后每 4 ~ 5 分钟检查 1 次，同时观察瞳孔变化，以评价 CPR 的效果。CPR 的有效指标包括以下几点。

（1）按压后能扪及颈动脉、股动脉搏动，上肢收缩压高于 60mmHg。

（2）自主呼吸恢复。

（3）皮肤黏膜颜色由苍白、发绀转为红润。

（4）瞳孔缩小，睫毛反射出现。

（5）肌张力恢复。

2. 终止 CPR 的指标

（1）复苏后恢复自主循环、呼吸和意识。

（2）经标准复苏 30 分钟后仍表现为顽固性心电静止、无自主呼吸。

（3）确定脑死亡。

二、 高级生命支持

高级生命支持（advanced life support，ALS）主要指在 BLS 基础上，应用医疗辅助设备及特殊技术，建立和维持有效的通气和循环功能，识别及治疗恶性心律失常，改善并维持心肺功能及治疗原发疾病等一系列救护措施。该阶段是在医院内进行，心肺复苏生命链中强调应尽快开展 ALS。

（一）呼吸道评估和处理（A）

纠正缺氧是复苏中最重要的环节之一。为维持有效通气，应尽快通畅患者气道，给予充足的氧气供应。加强生命支持时，急救人员可采用口咽或鼻咽通气管及其他可选择的人工通气管进行呼吸支持。

1. 口咽通气管 可用于无咳嗽和咽反射的气道梗阻患者，可使后坠的舌根脱离咽后壁，通畅气道。

2. 鼻咽通气管 用于牙关紧闭或颌面部受伤不能应用口咽通气管的气道梗阻患者，也可用于上呼吸道痰液吸引。

3. 环甲膜穿刺 用于严重呼吸困难而没有气管切开条件的患者，通常用于现场急救，因其简便快捷，可为进一步抢救赢得时间。患者进行环甲膜穿刺后，接"T"形管给氧，可暂时缓解严重缺氧情况。

4. 气管插管 是目前最可靠的人工气道，适用于无自主呼吸或球囊面罩通气装置不能提供足够氧气的时候。条件允许时应尽早做气管插管，以保持呼吸道通畅和应用呼吸机加压供氧。

5. 气管切开术 主要用于心肺复苏后仍然昏迷、需长期进行通气治疗的患者。气管切开便于通畅气道，清除气道分泌物，减少呼吸道无效腔，也为气管内给药提供条件。

（二）呼吸评估和处理（B）

利用器械或呼吸器进行人工呼吸，其效果较徒手人工呼吸更有效，常用的方法有以下几种。

1. 简易呼吸器法 简易呼吸器是最简单且有效的一种人工机械通气方式，它由弹性橡皮囊、三通阀门、连接管和面罩组成。在橡皮囊舒张时空气能单向进入；其侧方有一氧气入口，可从此处输氧 10～15L/min。应用时只要将面罩紧扣患者口鼻部，另一手挤压橡皮囊，保持适当的频率、深度和时间，可使吸入气体的氧浓度增至75%以上。

2. 机械人工呼吸和机械人工循环 经气管插管、呼吸机加压给氧呼吸可减少呼吸道无效腔，保证足够氧供，还可根据呼吸参数的变化，随时纠正患者某些病理状态，因此是有效的人工呼吸支持。为了减少急救者的体力消耗，解决人力不足的问题，提供更适当的挤压频率、深度和时间，可使用胸外机械按压器，有利于较长时间的胸外心脏按压。

（三）人工循环（C）

1. 胸外心脏按压 方法同BLS。

2. 开胸心脏按压 胸内直接心脏按压更容易刺激自主心搏的恢复，对中心静脉和颅内压影响较小，可增加心肌和脑组织的灌注压和血流量，有利于自主循环的恢复和脑保护。

（1）适应证

1）经常规胸外心脏按压10～15分钟无效者。

2）胸部外伤，尤其是心脏创伤引起的心搏骤停。

3）胸廓畸形，如严重脊柱弯曲、鸡胸、一侧全肺切除术后的心脏移位等，不能行胸外心脏按压者。

4）胸外心脏按压动脉内测压条件下，舒张压低于40mmHg者。

（2）方法 左前外侧第4肋间切口，右手进胸。进胸后，右手大鱼际肌和拇指置于心脏前面，另4个手指和手掌放在心脏后面，以80次/分的速度挤压心脏。也可以用双手按压法，右手放在心脏后面，左手放在心脏前面，两手有节奏地按压和放松。

（四）药物治疗及除颤（D）

心搏骤停后在不中断CPR的前提下，应尽早建立给药途径，应用复苏药物，以恢复或维持有效循环功能。

1. 建立给药途径

（1）静脉内给药是首选给药途径，包括中心静脉、外周静脉两种方式。复苏开始期间，多选择从上腔静脉系统给药，最常用的径路为颈内静脉。

（2）气管内给药可被快速吸收，且气管插管比开放深静脉快，故早期气管插管提供给药径路极为重要。可从此途径使用的药物包括肾上腺素、利多卡因、纳洛酮等，稀释至10mL后注入气管内，但药物可被分泌物稀释或因局部黏膜血循环量不足而影响吸收，故需用的剂量较大，因而此法可作为给药方式的第二种选择。

（3）骨髓腔给药常用于静脉给药方式困难时，但该途径操作困难。

2. 应用复苏药物

（1）用药目的　增加心肌血液灌注量，增强心脏收缩力，提高室颤阈值；改善脑循环；缓解酸中毒，维持循环功能，为下一步救治创造条件。

（2）常用药物　①肾上腺素是 CPR 的首选药物，可以非选择性地兴奋肾上腺素能受体，使外周血管收缩，提高主动脉舒张压，进而增加冠状动脉灌注压。目前推荐成人首剂给予 1mg 静脉或骨髓腔推注，如无反应，则应每 3~5 分钟追加 1mg。给药后应抬高用药肢体以促进药物尽快进入中心循环。②胺碘酮能改善 VF/TV 对电除颤的反应。首剂 300mg 静推，无效者，第二次剂量为 150mg 静推。③利多卡因是急性心肌梗死引起的室性早搏、室性心动过速及室颤的首选药。首剂 1~1.5mg/kg 静脉注射，如 VF/TV 持续，再给予额外剂量 0.5~0.75mg/kg，每 5~10 分钟静注 1 次，最大剂量是 3mg/kg。④多巴酚丁胺是一种合成的儿茶酚胺类药物，具有很强的正性肌力作用。常用剂量范围 2~20μg/（kg·min）。当给药剂值达 40μg/（kg·min）时，不良反应明显增加，尤其是心动过速和低血压。⑤碳酸氢钠主要用于纠正严重的代谢性酸中毒，在心搏骤停的早期可应用良好的通气治疗来纠正酸中毒，故在 CPR 的最初 15~20 分钟内应慎用碳酸氢钠，存在以下情况时，应考虑使用适量的碳酸氢钠，以纠正因乳酸积聚所致的酸中毒。心搏骤停时间超过 15 分钟或以上，动脉血 pH 值小于 7.2；心搏骤停前已有明显代谢性酸中毒、严重高血钾、三环类或苯巴比妥类药物过量；在经过 CPR、电除颤等治疗以后，动脉血 pH 值仍小于 7.2。首剂量为 1.0mmol/kg，静脉滴注，以后根据血气分析结果调整用量。⑥腺苷是内源性嘌呤核苷，能使房室结传导减慢，阻断房室结折返途径，使阵发性室上性心动过速的患者恢复正常窦性心律。腺苷能迅速为红细胞所摄取，因此作用时间很短，游离腺苷的血浆半衰期小于 10 秒。成人初始剂量 6mg，于 1~3 秒内静脉注射，随之注入 20mL 生理盐水，无效时 1~2 分钟后再用 6mg，仍无效者 1~2 分钟后可用 12mg。

3. 心脏除颤　方法同 BLS。

三、延续生命支持

延续生命支持（prolonged life support，PLS）的重点是脑保护、脑复苏及复苏后的心律失常、低血压、休克、电解质紊乱、酸中毒、肾功能不全等心搏骤停综合征的防治。

（一）脑复苏

脑复苏的主要目的是维持正常范围的颅内压，降低脑细胞代谢率，延缓其发生损害的时间；控制惊厥；清除自由基，保护脑细胞，保护或恢复脑功能。脑复苏的关键措施在于防治脑水肿、降低颅内压。

1. 降温　低温对脑缺血既有保护作用，又有复苏作用。低温具有降低脑代谢、保护血脑屏障、减轻脑水肿，以及抑制内源性毒性产物对脑细胞损害的作用，可减少兴奋性神经介质的释放和减轻自由基造成的损伤，减少脑细胞结构蛋白质破坏，促进脑细胞结构蛋白质的恢复。

（1）降温时间　越早越好，争取在抢救开始后 5 分钟内用冰帽保护大脑。持续时间可根据病情而定，一般需要 3~5 天，严重者可 1 周以上。

（2）降温深度　体温每下降 1℃，脑细胞代谢下降 6%~7%，颅内压下降 5.5%。以脑温 28℃ 为最佳，此时颅内压可降至原来的 70% 左右。

（3）降温方法　包括物理降温和药物降温。物理降温包括头部使用冰帽、在大血管处放置冰袋、冰水擦浴等方法。药物降温是应用冬眠合剂进行人工冬眠疗法，两者必须同时进行，才能达到降温的目的。

2. **预防和治疗脑水肿**　脑水肿在心肺复苏成功后很快可以发生，并且逐渐加重，因此，在心肺复苏成功后应立即开始给予降颅压处理。

（1）维持合适的血压　复苏后患者应维持正常或稍高于正常水平的血压，保证良好的脑灌注，但是要防止血压过高而加重脑水肿。

（2）保证充足氧供　大脑缺氧是脑水肿的重要根源。通过有效的呼吸管理，如应用呼吸机，保持呼吸道通畅，以保证脑组织充分供氧。

（3）应用脱水剂　目的是降低颅内压，在心脏复苏后及早使用，可应用甘露醇、呋塞米等。

（4）应用激素　可以降低颅内压，改善微循环，稳定细胞膜、线粒体膜和溶酶体膜，保护脑细胞，减少脑细胞的进一步损伤。

（5）严格限制静脉入量和控制输液速度。

3. **其他措施**　包括应用促进脑细胞代谢药物、钙离子通道阻滞剂、氧自由基清除剂等来改善脑细胞功能，必要时还可应用高压氧，此方法能快速、大幅度地提高组织氧含量和储备，对纠正细胞缺氧，尤其是脑水肿条件下的细胞缺氧效果良好。脑损伤者常出现躁动，可增加氧耗量，影响呼吸功能及降温效果，止痉常用地西泮（安定）10~30mg 或苯妥英钠 0.25g 肌内注射或静脉注射。

（二）维护循环系统功能

持续监测动脉压，如有低血压，使用血管活性药物等维持有效循环血容量和正常血压；监测尿量和末梢循环改善的状况；加强心电监护及中心静脉压的观察，判断是否存在心律失常及有效循环不足等情况。

（三）维护呼吸系统功能

加强呼吸道管理，如呼吸道内有分泌物应及时吸出，保持呼吸道通畅，保证氧的供给；对疑有肺部感染者需进行痰培养并给予针对性抗生素治疗，注意保持口腔清洁；如有呼吸功能不全，应使用呼吸机辅助呼吸，定期测动脉血气，根据血气指标随时调整氧浓度或呼吸机参数，加强氧疗护理；如患者神志转清，自主呼吸恢复，则可逐步脱离呼吸机。

（四）其他

1. 纠正酸中毒及电解质紊乱，应根据血气分析酌情使用碳酸氢钠。

2. 监测患者血糖，尽量将其控制在正常范围。

3. 防治急性肾功能不全。复苏后应监测每小时尿量，维持液体出入量平衡，避免使用肾毒性药物。

4. 补充营养，增加机体抵抗力。可酌情采用肠内或肠外营养，补充葡萄糖、复合氨基酸、脂肪乳剂，以及多种维生素和微量元素。

5. 做好各项基础护理，防止继发感染和压疮。

复习思考

1. 心搏骤停后最先发生的病理变化是（　　　）

  A. 急性肾功能衰竭 B. 肺水肿   C. 脑缺氧和脑水肿

  D. 心肌缺氧性损伤 E. 急性重型肝炎

2. 胸外心脏按压时，按压的深度使胸骨下移（　　　）

  A. 2～3cm   B. 3～4cm   C. 4～5cm

  D. 5～6cm   E. 6～7cm

3. 进行心肺复苏时，胸外按压与人工呼吸的比例应为（　　　）

  A. 15∶1   B. 15∶2   C. 30∶1

  D. 30∶2   E. 30∶4

4. 复苏中采取维持血压、低温、镇痉、脱水等措施是针对（　　　）

  A. 维持有效呼吸 B. 保护肾功能

  C. 脑复苏   D. 处理酸中毒及水电解质紊乱

  E. 以上都不是

5. 心室纤颤最常见的病因是（　　　）

  A. 休克   B. 急性心肌梗死 C. 心肌病

  D. 心脏瓣膜病   E. 预激综合征

扫一扫，知答案

扫一扫，看课件

常见急性中毒救护

【学习目标】

1. 掌握急性中毒的急救原则。

2. 熟悉急性中毒的中毒机制。

3. 了解急性中毒的病因及临床表现。

项目一 概 述

有毒物质接触或进入人体后，在一定条件下，与体液、组织相互作用，进而损害组织、破坏神经及体液的调节功能，使正常生理功能发生严重障碍，引起一系列症状和体征，称为中毒。引起中毒的外来物质称为毒物。

中毒分为急性中毒和慢性中毒。急性中毒是指机体短时间内接触大量或毒性较强的毒物后，迅速出现中毒的症状甚至死亡。慢性中毒是毒物剂量小，或者毒性不大，在体内蓄积到一定程度后，引起中毒症状者。急性中毒是临床常见的急症，其病情急骤，变化迅速，必须尽快做出诊断与急救处理，才能挽救生命，减少后遗症。本章重点讲解急性中毒。

一、病因

1. 毒物分类　能够引起中毒的外来物质称为毒物。

（1）按毒物的来源和用途　分为①工业性毒物：如工业原料、辅料等；②农业性毒物：如农药、化肥、除草剂等；③药物性毒物：如麻醉药、精神科药物等；④植物性毒物：如发芽马铃薯中含有的"龙葵碱"、四季豆中的"皂素"等；⑤动物性毒物：如毒蛇、蜈蚣、河豚毒素等；⑥日常生活性毒物：如防腐剂、洗涤剂、食物中毒等；⑦气体类毒物：如一氧化碳等。

（2）根据作用部位和性质　分为①腐蚀性毒物：如强酸、强碱等；②神经毒物：如镇静剂、麻醉药等；③血液毒物：如亚硝酸盐、一氧化碳等；④内脏毒物：如鱼苦胆等。

（3）根据溶解特点　分为水溶性毒物和脂溶性毒物。

2. 中毒原因

（1）生活性中毒　误服、用药过量、自杀、谋杀或意外接触毒物等引起的中毒。

（2）职业性中毒　人们在生产、运输、储存、保管、使用某些有毒原料或成品时未注意劳动保护或未遵守安全防护制度而发生的中毒。

二、发病机制

（一）毒物在体内的过程

1. 毒物进入机体的途径　毒物主要经消化道、呼吸道、皮肤黏膜三条途径进入人体，引起损害。

（1）经消化道吸收　很多毒物经消化道途径进入人体，如有机磷杀虫药、毒蕈、乙醇、安眠药等。多见于饮用或食用被毒物污染的水或食物，也可见于误服和自服毒物所致。胃和小肠是消化道吸收的主要部位。胃肠道内 pH 值、酶、肠内菌群对毒物的吸收、毒物的脂溶性及其电离的难易程度是影响吸收的主要因素。另外，胃内容物的量、胃排空时间、肠蠕动等也影响其吸收。水溶性毒物多在酸性胃液中被大部分吸收，脂溶性毒物则要在碱性的肠液内被吸收，并以扩散的方式透过胃肠道细胞膜而吸收入血液中。

（2）经呼吸道吸收　气态、烟雾态和气溶胶态的物质大多经呼吸道进入人体，如一氧化碳、硫化氢、砷化氢等。这是毒物进入人体方便、迅速、作用最快的一种途径。由于肺泡表面积大，血供丰富，所以随呼吸道进入人体的毒物很容易被迅速吸收而直接进入血液循环，作用于各组织器官，从而使毒性作用发挥得早而严重，常在瞬间到几分钟内即发生中毒症状，甚至死亡。

（3）经皮肤黏膜吸收　皮肤吸收毒物一般较慢，多数毒物不能经健康的皮肤吸收，只有当皮肤有损伤或处于高温、高湿的环境中，毒物的吸收才会增加。如有机磷、苯类可穿透皮肤的脂质层吸收；强酸、强碱可造成皮肤直接损伤。

2. 毒物在体内的代谢　毒物吸收进入血液循环，主要在肝脏通过氧化、还原、水解、结合等作用进行代谢，多数毒物经过代谢后毒性降低。

3. 毒物的排泄　大多数毒物经肾脏排泄，少数毒物可经消化道、乳汁、皮肤汗腺、唾液腺、胆道等排出。

（二）中毒机制

1. **破坏氧的摄取、运输和利用** 窒息性气体硫化氢、一氧化碳等可阻碍氧的吸收、转运或利用，抑制细胞呼吸和 ATP 的产生，引起缺氧。

2. **抑制酶的活力** 毒物通过破坏细胞内酶系统的各个环节而使酶的活性降低或失活，引起中毒，如有机磷杀虫药抑制胆碱酯酶、重金属抑制含巯基酶、氰化物抑制细胞色素氧化酶等。

3. **局部刺激、腐蚀作用** 强酸、强碱等可吸收组织水分，并与蛋白质或脂肪结合，引起组织细胞变性、坏死。

4. **干扰细胞或细胞器的生理功能** 四氯化碳在体内经代谢产生三氯甲烷自由基，作用于肝细胞膜中的不饱和脂肪酸，造成脂质过氧化，导致线粒体、内质网变性，肝细胞死亡。

5. **麻醉作用** 吸入性麻醉剂和有机溶剂有强亲脂性，可通过血-脑脊液屏障，蓄积于脑细胞膜并干扰氧和葡萄糖进入细胞而抑制脑功能。

6. **竞争受体** 阿托品阻断毒蕈碱受体，产生毒性作用。

三、 护理评估

（一）健康史

详细询问毒物接触史是诊断急性中毒直接而重要的环节。可向患者本人、亲属或同事及现场目睹者询问。询问内容包括中毒症状出现的时间、患者的精神状态、患者身边可能盛放毒物的容器和剩余毒物等，必要时亲临现场，寻找毒物的来源。询问时应注意：

1. 怀疑食物中毒者，应详细询问进食的种类、来源和同餐的人员有无发病情况。

2. 怀疑自杀者，应询问患者近期精神状况、有无家庭矛盾和社会矛盾及其自杀前后的情绪，以及举止异常情况等。

3. 怀疑服药过量者，应询问患者的服药史、服药种类、服药量等。

4. 怀疑气体中毒者，应询问中毒现场空气是否流通，是否有毒气产生或泄漏等。

5. 怀疑职业性中毒者，应询问患者的职业史，包括工种、工龄、接触毒物的种类、接触时间、防护条件等。

（二）临床表现

各种急性中毒的临床表现及严重程度取决于毒物的毒理作用、进入机体的途径、剂量和机体的反应性等。

1. **眼部症状**

（1）**瞳孔散大** 见于麻黄碱、阿托品、抗组胺药等中毒。

（2）**瞳孔缩小** 见于吗啡、有机磷杀虫药、巴比妥类药物中毒。

（3）视力障碍　见于甲醇、硫化氢、苯丙胺、有机磷等中毒。

（4）色觉改变　见于洋地黄中毒。

（5）眼球震颤　见于苯巴比妥等中毒。

2. 皮肤黏膜症状

（1）皮肤灼伤　见于强酸、强碱等引起的皮肤糜烂、溃疡等腐蚀性损害，如硫酸灼伤呈黑色，硝酸灼伤呈黄色，盐酸灼伤呈灰棕色，过氧乙酸灼伤呈无色等。

（2）发绀　能引起氧合血红蛋白不足的毒物可产生发绀，如麻醉药、亚硝酸盐、磺胺等中毒。

（3）黄疸　四氯化碳、毒蕈、蛇毒、鱼苦胆等中毒可损害肝脏导致黄疸。

（4）樱桃红色　一氧化碳、氰化物中毒的特征性表现为口唇黏膜樱桃红色。

（5）大汗、潮湿　见于有机磷杀虫药中毒。

3. 呼吸系统

（1）呼吸气味　酒精中毒有酒味，氰化物中毒有苦杏仁味，有机磷杀虫药中毒有大蒜味，硫化氢中毒有臭鸡蛋味。

（2）呼吸加快　见于水杨酸类、甲醇、呼吸兴奋剂、抗胆碱药等中毒。

（3）呼吸减慢　见于镇静催眠药、吗啡、麻醉药等中毒。

（4）急性肺水肿　见于刺激性气体、有机磷杀虫药等中毒。

4. 循环系统

（1）心律失常　氨茶碱、阿托品、拟肾上腺素类药、氯丙嗪等药物中毒可引起心动过速；洋地黄类、夹竹桃、毒蕈、拟胆碱类、乌头等药物兴奋迷走神经，引起心动过缓。

（2）休克　急性中毒时引起的剧烈呕吐腹泻、血管舒缩中枢抑制、严重化学灼伤、心肌损害等可导致各种休克，如某些化学毒物可致低血容量性休克，奎宁、奎尼丁等可引起血管源性休克，青霉素引起过敏性休克。

（3）心搏骤停　毒物直接损害心肌，见于奎尼丁、洋地黄、锑剂、河豚等中毒。

5. 消化系统

（1）急性胃肠炎　绝大多数毒物可引起恶心、呕吐、腹痛、腹泻等急性胃肠炎的表现。

（2）消化道损伤　腐蚀性毒物可造成消化道损伤，引起口腔、食管的炎症，口腔黏膜糜烂、牙龈肿胀、出血，重者表现为消化道穿孔。

（3）肝脏损伤　四氯化碳、毒蕈等中毒可损害肝脏，出现黄疸、转氨酶升高、腹水等肝功能障碍的表现。

6. 血液系统

（1）白细胞减少和再生障碍性贫血　见于氯霉素、免疫抑制剂、抗肿瘤药、化疗药物等中毒。

（2）溶血性贫血　砷化氢、硝基苯、苯胺等中毒可引起溶血，出现贫血和黄疸，严重者发生血红蛋白尿和急性肾功能衰竭。

（3）出血　阿司匹林、氯霉素、氢氯噻嗪、抗肿瘤药物中毒可引起血小板质和量的异常，肝素、双香豆素、水杨酸类等中毒可导致血液凝固障碍。

7. **泌尿系统**　主要表现为由于肾小管坏死、肾小管阻塞、肾缺血而导致的急性肾功能衰竭，如磺胺结晶堵塞肾小管，砷化氢中毒可引起血管内溶血，游离血红蛋白由尿排出时可堵塞肾小管而出现少尿、无尿，氨基糖苷类抗生素、四氯化碳、升汞、毒蕈等可引起肾小管坏死。

8. **神经系统**

（1）嗜睡、昏迷　见于镇静催眠药、麻醉剂、窒息性气体等中毒。

（2）谵妄　见于阿托品、酒精等中毒。

（3）惊厥　见于窒息性毒物、有机氯农药、异烟肼等中毒。

（4）肌纤维颤动　见于有机磷杀虫药、氨基甲酸酯类杀虫药等中毒。

（5）瘫痪　见于三氧化二砷、可溶性钡盐等中毒。

（6）精神失常　见于一氧化碳、有机溶剂（如苯类）、酒精、阿托品等中毒。

（三）实验室及其他辅助检查

1. **毒物检测分析**　有助于明确中毒物质和估计中毒的严重程度，可采集患者的血、尿、便、唾液、呕吐物、胃内容物，剩余的可疑食物或物品，遗留毒物、药物和容器等及时送检。应注意检验标本尽量不放防腐剂。

2. **特异性检查**　检测血液中的特异性指标有助于中毒的诊断，判断中毒严重程度，观察治疗效果及指导用药。如一氧化碳中毒检测血液碳氧血红蛋白含量，有机磷杀虫药中毒检测血液胆碱酯酶活性，亚硝酸盐中毒检测血液高铁血红蛋白含量。

3. **非特异性检查**　根据患者病情需要，进行血常规、尿常规、血清电解质、血糖、血气分析、肌酐、尿素氮、肝功能、心肌酶谱、心电图、脑电图、肌电图、X线检查等。

四、 救治措施

（一）立即终止接触毒物

1. **迅速脱离中毒环境**　吸入性中毒者，立即将患者从有毒环境转移到空气新鲜的地方，并解开衣扣、裤带，保持呼吸道通畅，给氧，注意保暖。接触性中毒者，立即脱离中毒现场，脱去污染衣物。

2. **维持生命体征，保持呼吸道通畅**　条件允许时，应及早吸氧，必要时可使用呼吸机或高压氧治疗。同时，立即建立静脉通道，维持基本生命体征正常。呼吸心跳骤停者，应立即给予心肺复苏。

（二）清除尚未吸收的毒物

1. 清除眼内毒物 眼内毒物可用清水或生理盐水反复冲洗，冲洗时间不少于5分钟，避免使用中和性溶液冲洗，以免发生化学反应造成结膜、角膜的损伤。

2. 清除皮肤黏膜毒物 立即脱去污染的衣物，先用毛巾或卫生纸等拭去肉眼可见的毒物，然后用清水或肥皂水反复清洗患者毛发、体表、皮肤皱褶处、甲缝内的毒物，禁用热水，防止局部血管扩张，促进血液循环而加速毒物吸收。冲洗时间应达到15~30分钟，毒物种类明确者可使用特殊清洗液（表6-1）。

表6-1 常见皮肤清洁剂及其适应毒物种类

毒物种类	皮肤清洁剂
酸性（有机磷、甲醛、强酸等）	5%碳酸氢钠或肥皂水
碱性（氨水、氢氧化钠等）	醋酸、食醋、3%~5%硼酸
无机磷（磷化锌等）	1%碳酸钠溶液
苯类、香蕉水	10%酒精

3. 清除胃肠道内毒物 口服中毒者，除腐蚀性毒物及病情严重者外，均应尽早使用催吐、洗胃、导泻、灌肠等方法清除胃肠道内毒物。

（1）催吐 适用于神志清醒且能合作的非腐蚀性毒物中毒患者。具体方法包括机械催吐和药物催吐。机械催吐就是让患者快速口服大量清水（不可用热水）、淡盐水或其他解毒液体，然后用压舌板、匙柄、筷子或手指等刺激咽弓及咽后壁，引起反射性呕吐，反复进行，直到吐出的液体清亮无味为止；药物催吐可选择吐根糖浆、阿扑吗啡等。催吐时需要严格掌握禁忌证，包括：①昏迷、惊厥状态；②腐蚀性毒物中毒者；③原有食管胃底静脉曲张、主动脉瘤、消化性溃疡病者；④高血压、肺水肿、冠心病、休克、妊娠、年老体弱者；⑤食入如汽油、煤油、柴油等石油蒸馏物者，不能使用催吐的方法来排出毒物。

（2）洗胃 彻底清除胃内毒物的有效方法，一般在服毒后6小时内洗胃效果最好，洗胃的禁忌证包括：①强酸、强碱等腐蚀性毒物中毒者；②食管胃底静脉曲张、消化性溃疡、上消化道大出血者；③惊厥或抽搐未控制者；④胸主动脉瘤、重度心肺功能不全者。若毒物种类不明，可选择25~38℃温开水；若已知毒物种类，可根据毒物类型选用不同的洗胃液，如服用豆浆、蛋清、牛奶、米汤、植物油等可保护胃肠黏膜、减少腐蚀性毒物对黏膜的刺激；活性炭等强吸附剂可通过氧化、中和或沉淀毒物等作用以减少毒物吸收；当吞服强碱时可选择弱酸，如食醋、果汁等进行中和；吞服强酸时可选择弱碱，如氢氧化铝凝胶、镁乳等进行中和，避免使用碳酸氢钠，防止强酸遇到碳酸氢钠生成二氧化碳，造成胃肠充气膨胀，甚至穿孔。

（3）导泻 为避免促进脂溶性毒物的吸收，一般不用油类泻药，而常用盐类泻药，如50%硫酸镁 40～80mL 或 25%硫酸钠 30～60mL。导泻可加速肠蠕动，减少毒物在肠道内的停留时间，减少毒物的吸收。镁离子对中枢神经系统有抑制作用，昏迷患者禁用硫酸镁导泻，严重脱水、口服腐蚀性毒物、肾功能不全、呼吸抑制、磷化锌和有机磷中毒晚期者不宜导泻。

（4）灌肠 口服毒物中毒超过 6 小时以上，导泻无效者，巴比妥类、颠茄类、阿片类等抑制肠蠕动的毒物中毒者可选择温盐水、清水或 1%肥皂水连续多次灌肠，达到有效地清除肠道毒物的目的。严重腹泻和腐蚀性毒物中毒者禁止灌肠。

（三）促进已吸收毒物的排出

1. 利尿

（1）静脉补液 可选择 5%葡萄糖氯化钠注射液或 5%葡萄糖注射液交替持续静脉滴注，补液速度为 200～400mL/h，补液过程中观察患者的尿量、电解质及心肺功能等。大剂量快速静脉补液可以稀释血液中的毒物，增加尿量而促进毒物排出。

（2）利尿剂 静脉注射呋塞米 20～40mg，或静脉滴注 20%甘露醇注射液 250mL，增加患者尿量，促进毒物排出，适用于伴有脑水肿或肺水肿的中毒患者。

（3）调节尿液 pH 值 苯丙胺中毒时，可使用大剂量维生素 C 酸化尿液，使尿液 pH<5.0，以促进毒物排出。苯巴比妥、水杨酸类中毒时，可使用 5%碳酸氢钠碱化尿液，使尿液 pH>8.0，促进酸性毒物的离子化，减少肾小管的重吸收，加速毒物排出。

2. 吸氧 一氧化碳中毒者，高浓度吸氧可加速碳氧血红蛋白的解离，促进一氧化碳的排出。有条件者应积极使用高压氧进行治疗。

3. 血液净化 是指通过腹膜或体外血液循环及特殊解毒净化装置，将血液中毒物迅速清除的技术。常用的方法包括透析疗法、血液灌流和血浆置换。

（四）应用特效解毒药物

毒物的种类、中毒途径、严重程度的不同及个体的差异等决定了治疗方案的不同。部分毒物中毒具有特效的解毒剂，一旦明确诊断应及时使用，以降低死亡率，但毒物未明确或中毒超过限定时间时不宜应用。某些解毒药毒性较大，应用时应注意观察病情变化。常见毒物中毒的解毒药，见表 6-2。

表 6-2 常见毒物中毒的解毒药

毒物	解毒药
有机磷杀虫药	碘解磷定、阿托品
苯二氮䓬类	氟马西尼
酒精	纳洛酮

续表

毒物	解毒药
甲醇	乙醇、叶酸
三环类抗抑郁药	碳酸氢钠
抗胆碱药	毒扁豆碱
肝素	鱼精蛋白
地高辛	地高辛抗体 Fab 片段
钙拮抗剂	葡萄糖酸钙
铁剂	去铁胺
对乙酰氨基酚	乙酰半胱氨酸或蛋氨酸
肉毒毒素	肉毒抗血清 A、B、C 型
钙通道阻滞药	钙
阿片类、麻醉性镇痛剂（哌替啶、吗啡、美沙酮、海洛因、芬太尼与二氢埃托啡等过量中毒）	纳洛酮
铅	钙剂
氰化物	亚硝酸钠、亚硝酸异戊酯、硫代硫酸钠
箭毒	新斯的明、阿托品
阿托品类药物	毒扁宁、毒扁铵、复苏平
吩噻嗪类（氯丙嗪、奋乃静等）	复苏平、毒扁宁
砷、汞、锑中毒	二巯基丙醇
硫化氢	高铁血红蛋白剂、供硫剂
三环类抗抑郁药（阿米替林、丙米嗪、多虑平中毒）	复苏平
重金属	螯合剂
毒鼠强	抗惊剂
敌鼠钠	维生素 K_1
氟乙酰胺	乙酰胺
高铁血红蛋白形成剂中毒（亚硝酸盐、氮氧化合物、硝基化合物等）	亚甲蓝

（五）对症治疗

多数急性中毒并无特效解毒剂，或短时间内很难明确毒物种类和性质，因此，对症支持治疗尤为重要，应积极保护生命脏器，维护脏器功能，防治并发症。如心搏、呼吸骤停者，应立即采取复苏措施；脑水肿者，用 20% 甘露醇或地塞米松等脱水治疗；出现惊厥者，选用速效巴比妥类、地西泮等药物；昏迷患者，应保持呼吸道通畅，给予吸氧，定时翻身以免发生坠积性肺炎和压疮等并发症。治疗过程中必须防止各种并发症，如肺水肿、呼吸衰竭、休克、心律失常、心搏骤停、急性心肌梗死、急性肾功能衰竭和急性脑血管意外等。

五、 护理诊断

1. **意识障碍** 与急性中毒导致中枢神经系统抑制、脑组织缺氧有关。
2. **营养失调** 低于机体需要量，与急性中毒患者意识障碍、不能正常进食有关。
3. **有窒息的危险** 与患者昏迷、呕吐导致误吸有关。
4. **潜在并发症** 肺部感染、心力衰竭、肾功能衰竭、肝功能衰竭等。

六、 护理措施

（一）急救护理

1. **病情观察** 密切观察患者意识、瞳孔、呼吸有无特殊气味及血压、脉搏等生命体征等；详细记录出入量，维持水、电解质平衡；口服毒物者注意观察呕吐物和排泄物的颜色、性状、气味，遵医嘱留取呕吐物、胃内容物及血、尿、便标本，及时送检；加强心电监护，及早发现心脏损害，并及时处理。

2. **对症护理** 高热者给予物理降温或药物降温；昏迷者注意保持呼吸道通畅，给予氧气吸入，必要时气管插管，同时定时翻身，防止压疮；惊厥者保护患者避免受伤，应用抗惊厥药；尿潴留者给予导尿，并注意无菌技术操作。

（二）一般护理

1. **休息及饮食** 急性中毒者应卧床休息，注意保暖。病情允许时，鼓励进食，给予高蛋白、高糖类、高碳水化合物、高维生素的无渣饮食，腐蚀性毒物中毒者给予乳类等流质饮食。

2. **口腔护理** 吞服腐蚀性毒物者应特别注意口腔护理，密切观察口腔黏膜的变化，防止口腔感染。

3. **皮肤护理** 昏迷患者做好皮肤护理，防止压疮发生，如有皮肤溃疡及破损应及时处理，预防感染。

（三）专科护理

1. 一旦发现中毒患者，立即使其脱离中毒环境，并迅速协助医生做出初步诊断，根据病情及不同毒物、中毒途径采取相应的救护措施，如催吐、洗胃、灌肠、应用解毒剂等，备齐抢救器材、药品，维持呼吸道通畅并给氧，建立静脉通道。

2. 留取标本做毒物鉴定，包括抽取胃内容物，采集呕吐物、大小便、血标本等，各种标本及时送检。

3. 填写特别护理记录单，记录所有抢救措施、所用药品、患者生命指征及其他相关项目，保留空药瓶、空安瓿以备核查，注意观察用药反应及病情变化。

（四）心理护理

对于服毒自杀清醒者不可独居一室，室内的锐利器械均需严格保管，以防患者再次自杀。

（五）健康教育

1. 加强防毒宣传教育和急救知识普及，加强毒物管理，严格遵守有关毒物的防护和管理制度，不吃有毒或变质的食品。近期腌制咸菜、变质韭菜、腐烂的白菜等不可食用，因内含较多硝酸盐，进入肠道被细菌还原为亚硝酸盐，吸收后使血红蛋白氧化为高铁血红蛋白，导致机体缺氧；苦井水禁饮用，因苦井水含较多硝酸盐和亚硝酸盐；棉籽油含有棉酚，为工业用油不可食用；发芽或未成熟的马铃薯中含有有毒物质龙葵素，摄入后易引起中毒，如食用烧煮时可加入少许的醋，破坏其毒素；生豆浆中含有一种有毒的胰蛋白酶抑制物，它能抑制人体蛋白酶的活性，影响蛋白酶在人体内的消化和吸收，所以豆浆一定要彻底煮熟后饮用。

2. 厂矿中有毒物的车间和岗位应加强通风；喷洒农药、灭鼠药的场所或进入空气中含有高浓度毒物的场所，要加强个人防护，穿防护衣服，戴防毒面具；加强农药中杀虫剂和杀鼠剂保管，盛装杀虫剂的容器要加标记，投放鼠药也应有明显标记，以免误食中毒。

项目二 有机磷杀虫药中毒救护

【学习目标】

1. 掌握急性有机磷杀虫药中毒的护理评估，并能提出切实可行的护理诊断及护理措施。

2. 熟悉急性有机磷杀虫药中毒的救治措施。

3. 了解急性有机磷杀虫药中毒的机制。

有机磷杀虫药呈油状或结晶状，淡黄色或棕色，稍有挥发性，具有特殊蒜臭味。除敌百虫外，一般难溶于水，多数在碱性溶液中易分解失效，但敌百虫与碱性溶液接触后，变成毒力更强的敌敌畏。

有机磷杀虫药毒性高低按照半数致死量（LD50）分为四类：低度毒类，LD50 为 1000～5000mg/kg，如辛硫磷、氯硫磷、马拉硫磷；中度毒类，LD50 为 100～1000mg/kg，如敌百虫、乐果、倍硫磷；高度毒类，LD50 为 10～100mg/kg，如氧化乐果、敌敌畏、甲基对硫磷；剧毒类，LD50<10mg/kg，如对硫磷、甲拌磷、内吸磷。

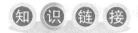

有机磷农药毒理

有机磷农药大多呈油状或结晶状，工业品呈淡黄色至棕色，除敌百虫和敌敌畏之外，大多有蒜臭味。一般不溶于水，易溶于有机溶剂如苯、丙酮、乙醚、三氯甲烷及油类，对光、热、氧均较稳定，遇碱易分解破坏，敌百虫例外。敌百虫为白色结晶，能溶于水，遇碱可转变为毒性较大的敌敌畏。市场上销售的有机磷农药主要有乳化剂、可湿性粉剂、颗粒剂和粉剂四大剂型，近年来新增混合剂和复配剂。

一、病因

1. 生活性中毒 患者常由于自服或误食被有机磷杀虫药污染的蔬菜、水果及毒杀的家畜、家禽而导致中毒；也可见于接触灭虱、灭虫药液浸湿的衣服、被褥等导致中毒。

2. 职业性中毒 可因有机磷杀虫药在生产、配置、包装、运输、喷洒等过程中，忽视防护或使用不当而引起中毒。

二、发病机制

有机磷杀虫药进入机体后迅速与体内的胆碱酯酶结合，使胆碱酯酶丧失了水解乙酰胆碱的功能，导致胆碱能神经递质大量积聚，并作用于胆碱受体，引起胆碱能神经先兴奋后抑制的一系列毒蕈碱样、烟碱样及中枢神经系统中毒的症状和体征。

三、护理评估

（一）健康史

询问患者有无口服、喷洒有机磷杀虫药等接触史，了解毒物种类、剂量、中毒途径和经过，患者呼出气、呕吐物中闻及有机磷杀虫药大蒜样臭味有助于诊断。

（二）临床表现

根据有机磷杀虫药品种及浓度，吸收途径及机体状况而异，经皮肤吸收者多在 2~6 小时发病，呼吸道吸入或口服者多在 10 分钟至 2 小时发病。

1. 毒蕈碱样症状 是最早出现的症状，主要表现为副交感神经过度兴奋导致的平滑肌痉挛和腺体分泌增多。

（1）腺体分泌增加 多汗、流涎、流泪、流涕、口吐白沫。

（2）瞳孔括约肌收缩 瞳孔缩小如针尖样。

（3）支气管痉挛　咳嗽、气促、呼吸困难，严重者发生肺水肿甚至呼吸衰竭。

（4）内脏平滑肌痉挛　恶心、呕吐、腹痛、腹泻、大小便失禁。

（5）血管功能受损　心率减慢，血压下降，心律失常等。

2. 烟碱样症状

（1）肌纤维颤动　面部、四肢、胸部和全身横纹肌纤维束颤动，重者全身肌肉纤颤或强直性痉挛。

（2）周围性呼吸衰竭　患者先出现肌纤维颤动，继而出现肌力减退和瘫痪，呼吸肌麻痹，引起周围性呼吸衰竭。

3. 中枢神经系统症状　表现为头晕、头痛、烦躁不安、谵妄、共济失调、抽搐、昏迷等。

4. 其他特殊表现

（1）"反跳"现象　中、低毒类有机磷杀虫剂口服中毒，经急救后临床症状好转，可在数日至1周后突然急剧恶化，重新出现有机磷急性中毒的症状，甚至发生肺水肿或突然死亡，临床上称为中毒后"反跳"现象，与残留毒药重新吸收，或解毒药停用过早或减量过快有关。

（2）迟发性多发性神经病　个别重度中毒患者，在急性中毒症状消失后2～3周可发生迟发性神经损害，出现感觉、运动型多发性神经病变，主要累及肢体末端，表现为肢端麻木、疼痛、腿软、无力甚至下肢瘫痪，四肢肌肉萎缩等。

（3）中间型综合征　少数病例一般在急性中毒后24～96小时突然发生肢体近端肌肉、颅神经支配的肌肉及呼吸肌麻痹而死亡，称"中间型综合征"。

（三）实验室及其他辅助检查

1. 全血胆碱酯酶活力测定　是诊断有机磷杀虫药中毒的特异性指标，正常值为100%。轻度中毒者，全血胆碱酯酶活力为正常值的50%～70%；中度中毒者，全血胆碱酯酶活力为正常值的30%～50%；重度中毒者，全血胆碱酯酶活力为正常值的30%以下。

2. 有机磷杀虫药代谢产物测定　对硫磷和甲基对硫磷在体内氧化分解生成对硝基酚，敌百虫在体内生成三氯乙醇，均由尿中排出。

3. 其他检查　胸片、心电图、肌电图、血气分析等。

四、救治措施

（一）现场急救

皮肤黏膜接触者，迅速脱去污染衣物，用大量清水或肥皂水（敌百虫禁用）彻底冲洗污染的皮肤、毛发、指甲等，忌用热水擦洗，防止皮肤血管扩张而促进毒物吸收。眼部污染者可用清水或生理盐水反复冲洗至少10分钟，然后滴入1%阿托品。呼吸道吸入中毒者，立即脱离现场，转移到空气新鲜的地方。

（二）院内救治

1. **迅速清除毒物** 口服毒物者尽早选择清水、生理盐水、2% 碳酸氢钠溶液（敌百虫中毒禁用）或 1∶5000 高锰酸钾溶液（对硫磷中毒禁用）反复洗胃直至洗出液澄清无味为止，洗胃后可口服或经胃管注入活性炭吸附残留毒物，还可口服或注入 50% 硫酸镁导泻。

2. **特效解毒药**

（1）**抗胆碱药** 可阻断乙酰胆碱对副交感神经和中枢神经系统毒蕈碱受体的作用，缓解毒蕈碱样症状，兴奋呼吸中枢。常用药物为阿托品，用药原则为早期、足量、联合、反复给药。为防止发生阿托品中毒，使用剂量需根据病情每 10 ~ 30 分钟或 1 ~ 2 小时给药一次，当患者出现"阿托品化"时，应逐渐减少用量或延长用药间隔时间。"阿托品化"表现为：①瞳孔较前扩大；②颜面潮红；③皮肤干燥、腺体分泌物减少、口干、肺部啰音减少；④心率增快。

（2）**长效抗胆碱药物** 盐酸戊乙奎醚注射液（长托宁），新型、安全、高效、低毒，可用于有机磷中毒的急救治疗和中毒后期，或胆碱酯酶老化后维持阿托品化。

（3）**胆碱酯酶复能剂** 能使被抑制的胆碱酯酶恢复活性，消除烟碱样症状，与抗胆碱药合用，可取得协同效果。常用药物包括碘解磷定、氯解磷定、双解磷、双复磷。

3. **对症处理** 有机磷杀虫药中毒患者的主要死因是肺水肿、呼吸衰竭、急性脑水肿、休克、中毒性心肌炎等。应保持呼吸道通畅，给予氧疗，必要时行机械通气治疗，使用脱水剂和糖皮质激素治疗脑水肿，加强心电监护，遵医嘱应用抗心律失常药物。

五、 护理诊断

1. **气体交换受损** 与毒物引起呼吸道腺体分泌过多、支气管痉挛、肺水肿及呼吸肌麻痹有关。

2. **意识障碍** 与有机磷毒物累及中枢神经系统和脑水肿有关。

3. **体液不足** 与严重呕吐、腹泻导致体液丢失过多有关。

4. **知识缺乏** 缺乏对有机磷杀虫药毒性的认识。

5. **潜在并发症** 肺水肿、呼吸衰竭、阿托品中毒。

六、 护理措施

（一）急救护理

1. **迅速清除毒物** ①呼吸道吸入中毒者，立即脱离现场，转移到空气新鲜的地方；②皮肤黏膜接触者，迅速脱去污染衣物，用大量清水或肥皂水（敌百虫禁用）彻底冲洗污染的皮肤、毛发、指甲等，忌用热水擦洗，防止皮肤血管扩张而促进毒物吸收；③眼部污染者，可用清水或生理盐水反复冲洗至少 10 分钟，然后滴入 1% 阿托品；④口服毒物者，尽早催吐、洗胃、导泻。洗胃过程中应密切观察生命体征的变化，一旦出现呼吸心跳骤停，应立即停止洗胃，迅速抢救，待病情好转后再继续洗胃。

（二）一般护理

1. 病情观察

（1）密切观察生命体征、瞳孔、意识的变化　有机磷中毒者呼吸困难较常见，在抢救过程中应严密观察呼吸的变化，必要时做血气分析，如血氧分压低于6.67kPa（50mmHg）时，则应做气管插管，使用呼吸机。意识在一定程度上反映中毒程度的深浅，随着毒物的吸收，意识障碍的程度逐渐加深。

（2）密切观察解毒药的疗效及不良反应　动态监测全血胆碱酯酶活力，观察面色、皮肤、口唇、心率、肺部啰音等；应密切观察"阿托品化"指标，防止阿托品中毒，"阿托品化"与阿托品中毒的主要区别，见表6-3。

表6-3　"阿托品化"与阿托品中毒的主要区别

内容	"阿托品化"	阿托品中毒
体温	正常或升高，<39℃	>39℃
心率	增快，≤120次/分	>120次/分
皮肤	颜面潮红、干燥	紫红、干燥、绯红
瞳孔	<4.5mm	>4.5mm
神经系统	意识清楚或模糊	谵妄、幻觉、烦躁不安、昏迷
尿潴留	无	有

（3）观察有无"反跳"与猝死的发生　"反跳"与猝死多发生于中毒后2～7日，死亡率是急性有机磷中毒者的7%～8%，是有机磷杀虫剂中毒死亡的第二个高峰（第一个死亡高峰是中毒后的24小时，又称为胆碱能危象）。为避免或减少"反跳"发生，首先应尽可能清除残存在胃肠道、皮肤、毛发、指甲处的有机磷杀虫剂，防止重新吸收入血。其次，严格按照阿托品的使用原则，掌握减量、停药的指征，不可过早、过快减量。同时，应严密观察病情，一旦发生"反跳"或"反跳"的先兆症状，如胸闷、流涎、出汗、言语不清、吞咽困难、神志模糊等，应争分夺秒地抢救患者，迅速建立静脉通路，彻底清除残存在体内或体表的毒物，尽早应用特效解毒剂，并密切观察药物的反应，做好病情记录，防止脏器衰竭。

2. 用药护理

（1）阿托品　用药过程中，当患者出现烦躁不安、幻觉、谵妄、惊厥、体温升高、瞳孔极度扩大、心率>120次/分，甚至出现心室颤动、抽搐、呼吸肌麻痹、昏迷时，提示阿托品中毒，应及时停用阿托品。此外，对有心动过速、高热的患者应慎用。

（2）胆碱酯酶复能剂　①早期用药；②联合用药：与阿托品合用，可取得协同效果；③首次足量：复能剂足量的指标为用药后烟碱样症状消失，全血胆碱酯酶活力恢复至正常值的 50% ~ 60%；④注意配伍禁忌：为避免水解生成剧毒的氰化物，复能剂禁与碱性药物配伍使用；⑤防止药液外漏：碘解磷定药液刺激性强，不宜肌注，静脉注射时不慎漏入皮下可引起剧痛，故必须确保针头在血管内方可给药；⑥注意观察副作用：碘解磷定注射过快可引起短暂性呼吸抑制，剂量过大可有口苦、咽痛、恶心、血压升高等，而氯解磷定使用后有短暂的眩晕、视力模糊或复视、血压升高等不良反应，用量过大可引起癫痫样发作等副作用；⑦复能剂未经稀释、注射太快、用量过大均可导致中毒，使用时应稀释后缓慢注射。

3. 对症护理　有机磷杀虫药中毒患者呼吸道有大量分泌物，伴有肺水肿，意识不清时，应及时清除呼吸道分泌物，保持呼吸道通畅，一旦出现呼吸肌麻痹，及时报告医生并准备机械通气。

4. 基础护理

（1）一般护理　口服中毒者，一般禁食水 24 ~ 48 小时，过早进食可促进毒物排入肠道，引起毒物再吸收。病情好转后遵医嘱给予流质饮食、半流质饮食、软食、普通软食，逐渐增加进食量，以高热量、高维生素、易消化饮食为主。严重中毒恢复期应避免过早下床活动，病情稳定后，再逐渐增加活动量。吸入或接触中毒者，可正常进食，宜选择清淡的饮食。

（2）口腔护理　由于应用大量解毒剂使患者的口腔黏膜变得干燥易出血，要每天 2 次口腔护理，动作应轻柔。

（3）对症护理　高热者可根据医嘱使用降温药物或采取物理降温，出汗过多时要注意及时补充水分；惊厥、抽搐者以防止外伤；呼吸困难者应保持呼吸道通畅。

（4）并发症的预防及护理　有机磷杀虫剂中毒易发生肺水肿、呼吸衰竭，因此，应注意观察患者呼吸的频率、节律，有无咳嗽、咳痰、呼吸困难，一旦发生，要及时报告医生进行相应的处理。

（5）心理护理　误服、误用有机磷杀虫剂的患者因突然发病而导致精神紧张、恐惧或愤怒怨恨的心理，并为是否留有后遗症而担忧。蓄意服毒的患者易出现激动、愤怒或抑郁的情绪反应；苏醒后，易产生矛盾心理，自卑、抑郁，不愿亲友同事探访。个别患者消极情绪严重，有再自杀的念头，因此，要根据患者不同心理特点给予心理疏导，加强沟通，防范再次中毒。同时，做好家属的思想工作，以真诚的态度为患者提供情感上的支持和帮助。

5. 健康教育

（1）普及预防有机磷农药中毒的有关知识，向生产者、使用者，特别是向农民广泛宣传使用的注意事项，如喷洒时应遵守操作规程，加强个人防护，穿长袖衣裤和鞋袜，戴口罩、帽子及手套，下工后用碱水或肥皂洗净手和脸，方能进食，污染衣物要及时洗净。农药盛具要专用，严禁装食品、饲料等。

（2）乐果、美曲膦酯等低毒农药喷洒后的瓜果蔬菜，至少隔一周后才可食用。

（3）患者出院后需要在家休息2~3周，按时服药，不可单独外出，以防发生迟发性神经损害。对自杀引起中毒者，要教会患者应对压力及获得社会支持的方法。

项目三　镇静催眠药中毒救护

【学习目标】

1. 掌握镇静催眠药中毒的护理评估，并能提出切实可行的护理诊断及护理措施。

2. 熟悉镇静催眠药中毒的救治措施。

3. 了解镇静催眠药中毒的机理。

镇静催眠药中毒是由于服用或静脉应用过量的镇静催眠药而导致的一系列中枢神经系统过度抑制的综合征。严重时出现昏迷、呼吸抑制和休克。长期服用大剂量催眠药可能成瘾，突然停药可诱发停药反应，出现惊厥和谵妄。

镇静催眠药是中枢神经系统抑制药，具有镇静和催眠作用，小剂量时可使人处于安静或嗜睡状态，大剂量可麻醉全身，包括延脑中枢。

一、病因及分类

（一）分类

1. 苯二氮䓬类

长效类：地西泮（安定）、氯硝西泮（氯硝安定）。

中效类：阿普唑仑（佳静安定）、艾司唑仑（舒乐安定）。

短效类：三唑仑。

2. 巴比妥类

长效类：巴比妥、苯巴比妥。

中效类：戊巴比妥、异戊巴比妥。

短效类：司可巴比妥、硫喷妥钠。

3. 非巴比妥非苯二氮䓬类　水合氯醛、格鲁米特、甲喹酮、甲丙氨酯。

4. 吩噻嗪类　奋乃静、氯丙嗪。

（二）病因

1. 生活性中毒　如误服、自杀、投毒等，以自杀最常见。

2. 医源性中毒　如一次超剂量静脉应用等。

二、 发病机制

1. 苯二氮䓬类　苯二氮䓬类的中枢神经抑制作用与增强 γ-氨基丁酸（GABA）能神经的功能有关。GABA 是一种神经传递的抑制剂，GABA 兴奋会出现镇静、抗焦虑和横纹肌松弛作用。苯二氮䓬类常用剂量有催眠和抗焦虑作用，大量引起中毒，静脉注射有明显的呼吸及心血管抑制作用。

2. 巴比妥类　巴比妥类对中枢神经系统有广泛的抑制作用，对脑干、小脑和脑皮质作用最明显，可抑制延髓的呼吸和血管运动中枢。巴比妥类对中枢神经系统的抑制与剂量有关，有剂量-效应关系，随着剂量的增加，由镇静、催眠到麻醉，以至延髓中枢麻痹，抑制呼吸而致死。

3. 非巴比妥非苯二氮䓬类　其对中枢神经系统的毒理作用与巴比妥类药物相似。

4. 吩噻嗪类　吩噻嗪类药物主要作用于网状结构，抑制中枢神经系多巴胺受体，减少邻苯二酚胺的生成；还具有抑制脑干血管运动和呕吐反射、抗组胺及抗胆碱等作用。

三、 护理评估

（一）健康史

意识清楚者可询问其服用药物的名称、剂量、时间，服药前后是否饮酒等；意识不清者，应详细询问陪同人员以了解现场情况，是否有残余药物、药瓶等。

（二）临床表现

1. 苯二氮䓬类药物中毒　中枢神经系统抑制的症状较轻，主要表现为头晕、头痛、健忘、言语不清、共济失调、嗜睡等。若同时饮酒或服用了其他镇静催眠药者，可出现长时间深昏迷和呼吸抑制等。

2. 巴比妥类药物中毒

（1）轻度中毒　表现为嗜睡、注意力不集中、情绪不稳定、记忆力减退、言语不清、共济失调、眼球震颤、判断力和定向力障碍，但各反射存在，生命体征较平稳。

（2）中度中毒　处于浅昏迷状态，呼吸浅而慢，血压仍正常，角膜反射和咽反射存在。

（3）重度中毒　逐渐进入深昏迷，早期表现为躁狂、惊厥、四肢强直、锥体束征阳性，后期则出现肌张力下降，瞳孔缩小，各种反射消失，最后可因呼吸循环衰竭而危及生命。

3. 其他　可因肝脏受损而出现肝肿大、黄疸、肝功能异常；肾脏受损可出现尿量减少、蛋白尿。

（三）实验室及其他辅助检查

1. 药物浓度测定　血液、尿液、胃液中镇静催眠药浓度测定有助于诊断。

2. 动脉血气分析　有助于了解呼吸抑制导致的缺氧和酸中毒情况。

3. 血液生化检查　包括尿素氮、肌酐、电解质、肝功能等。

4. 心电图检查　有助于了解患者是否出现心律失常。

四、救治措施

（一）现场急救

立即终止服用或注射镇静催眠类药物，保持呼吸道通畅，迅速纠正缺氧，条件允许时采用鼻导管或面罩吸氧。意识不清的患者为避免呕吐物及口咽分泌物误吸入呼吸道引起窒息，应采取侧卧位。对呼吸心跳骤停者，应立即进行心肺复苏。

（二）院内救治

1. 迅速清除毒物　口服毒物者应尽快用温清水或 1∶5000 高锰酸钾溶液反复洗胃；洗胃后可经口服或胃管灌注活性炭以吸附消化道内的镇静催眠药，每 2～4 小时一次，直至症状缓解；快速静脉滴注 20% 甘露醇 250mL，15～20 分钟滴完，促进毒物排出；选用 5% 碳酸氢钠 200 mL 碱化尿液，可促进巴比妥类毒物由尿液排出；另外，腹膜和血液透析可加快体内巴比妥类药物的清除速率，所以巴比妥类中毒症状严重者可进行血液净化治疗。

2. 特效解毒剂　苯二氮䓬类药物中毒的特效解毒药是氟马西尼，每次 0.2mg，缓慢静脉注射，可重复给药。巴比妥类中毒无特效解毒药。

3. 维持重要器官功能　为防止镇静催眠药中毒时血管扩张而引起的低血压，应输液补充血容量，无效时可考虑给予适量多巴胺（水合氯醛中毒者避免使用）；加强心电监护，出现心律失常时，立即给予抗心律失常药；对镇静催眠药中毒引起的呼吸抑制，可根据病情轻重选用中枢神经系统兴奋剂，深昏迷患者应进行气管插管，给氧，必要时实施机械通气；给予葡萄糖、维生素 B_1、纳洛酮等药物可促进意识恢复。

4. 防治并发症　及时纠正休克，维持水、电解质平衡，防治肺部感染和急性肾功能衰竭。

五、护理诊断

1. 清理呼吸道无效　与咳嗽反射减弱或消失、药物对呼吸中枢抑制有关。

2. **意识障碍** 与镇静催眠药作用于中枢神经系统有关。

3. **组织灌注量改变** 与急性中毒致血管扩张有关。

4. **有窒息的危险** 与昏迷有关。

5. **潜在并发症** 肺炎、呼吸衰竭、休克等。

六、 护理措施

（一）急救护理

1. 迅速清除毒物。对神志清楚者可使用催吐法；神志不清者应及时插胃管洗胃、导泻。

2. 患者取平卧位，头偏向一侧，防止呕吐物误吸。

3. 根据医嘱吸氧，减轻脑组织缺氧，防止脑水肿，氧流量一般为 2~4L/min。

（二）一般护理

1. **病情观察** 严密观察生命体征，尤其注意呼吸的频率、节律，观察有无缺氧、呼吸困难、窒息等症状，尽早发现呼吸衰竭和休克征兆；准确记录出入量，防止酸碱及水、电解质失衡；用药后注意观察药物的作用及患者的反应，监测脏器功能变化。

2. **专科护理** 昏迷患者要定时翻身、拍背，减少肺部感染；每 2~3 小时翻身一次，并按摩骨突处，防止压疮；每天 2 次口腔护理，防止口腔感染；留置尿管每周更换一次，防止泌尿系感染。

3. **用药护理** 苯二氮䓬类药物中毒可用氟马西尼拮抗，遵医嘱缓慢静脉注射，必要时重复；对长期使用苯二氮䓬类药物控制癫痫者，禁用氟马西尼，以免诱发癫痫。使用贝美格等中枢神经兴奋药治疗巴比妥类药物中毒时，静滴速度不宜过快，以防引起惊厥；伴有呼吸中枢抑制者，可用尼可刹米或洛贝林，但中枢神经兴奋药不宜常规使用。

4. **基础护理**

（1）饮食 昏迷者给予高热量、高蛋白的鼻饲流质饮食或静脉补充营养物质，以提高机体抵抗力。

（2）皮肤护理 昏迷者注意定时翻身拍背，加强皮肤护理，有水疱者应观察皮肤水疱有无破溃。

5. **对症护理** 血压下降者可补充血容量，必要时用升压药；昏迷患者去枕平卧，头偏向一侧，清除气道内的痰液，给予持续吸氧，必要时行气管插管或气管切开，加强机械通气护理；清醒者鼓励咳嗽，并拍打背部，促进有效排痰，防治肺部感染。

6. **并发症的预防及护理** 密切观察呼吸、血压、体温、脉搏、意识状态、瞳孔大小、对光反射、角膜反射的变化，及早发现呼吸衰竭和休克征兆；若瞳孔散大、血压下降、呼吸变浅或不规则，常提示病情恶化，应及时向医生报告，以采取紧急处理。

7. 心理护理 针对服用镇静催眠药自杀的患者要做好思想工作，加强心理安慰和疏导，鼓励患者积极配合治疗，增强康复信心，防止再次发生意外。同时要做好家属的工作，取得配合与支持。

8. 健康教育

（1）向失眠者宣教导致睡眠紊乱的原因及避免失眠的常识，必须用药时要防止产生药物依赖性；长期服用大量催眠药的人，包括长期服用苯巴比妥的癫痫患者，不能突然停药，应在医生指导下逐渐减量后停药。

（2）严格管理镇静药、催眠药处方的使用，加强药物的保管，特别是家庭中有情绪不稳定或精神不正常的人。

项目四　酒精中毒救护

【学习目标】
1. 掌握急性酒精中毒的护理评估，并能提出切实可行的护理诊断及护理措施。
2. 熟悉急性酒精中毒的救治措施。
3. 了解急性酒精中毒的机制。

急性酒精中毒俗称醉酒，系一次饮入过量的酒精或酒类饮料引起的中枢神经系统由兴奋转为抑制的状态。各种酒类饮料中均含有不同浓度的酒精，其中白酒中含量最高。

一、病因

急性酒精中毒常为饮酒过量所致，也可由误服、误用引起。

二、发病机制

1. 中枢神经系统抑制作用 酒精具有脂溶性，可迅速透过大脑神经细胞膜，并作用于膜上的某些酶而影响细胞功能。酒精作用于大脑皮质，导致皮层下中枢和小脑活动受损，随着剂量的增加，由大脑皮质向下，通过边缘系统、小脑、网状结构到延髓，继而影响延髓血管运动神经中枢，高浓度酒精抑制延髓中枢引起呼吸、循环功能衰竭。

2. 代谢异常 酒精可引起乳酸增高、酮体蓄积，导致代谢性酸中毒，糖异生受阻可出现低血糖。

三、护理评估

（一）健康史

评估患者饮酒的浓度、量和时间，注意了解患者有无常年饮酒及既往身体状态。

（二）临床表现

急性酒精中毒主要表现为中枢神经系统症状，其程度因人而异，与饮酒量、血乙醇浓度及个人耐受性有关，临床上常分为三期。

1. **兴奋期** 表现头昏、乏力、兴奋、自感欣快、健谈、情绪不稳、易激怒、颜面潮红或苍白、呼出气有酒味，也可能沉默不语或入睡。血中乙醇浓度达 0.5g/L（50mg/dL）。

2. **共济失调期** 表现言语不清、视物模糊、眼球震颤、行动笨拙、步态蹒跚，出现明显共济失调，可有恶心、呕吐、困倦。血中乙醇浓度达 1.5g/L（150mg/dL）。

3. **昏睡期** 表现为昏睡、颜面苍白、皮肤湿冷、口唇微绀、瞳孔散大、血压降低、心率加快、体温降低、呼吸变慢并有鼾音，严重者出现呼吸、循环麻痹而危及生命。也可因咽部反射减弱，饱餐后呕吐，导致吸入性肺炎或窒息而死亡。酒精可抑制糖原异生，并使肝糖原明显下降，引起低血糖，加重昏迷。血中乙醇浓度达 2.5g/L（250mg/dL）。

小儿过量摄入乙醇，一般无兴奋过程，很快沉睡甚至昏迷，可发生低血糖惊厥、休克、脑水肿等。老年人因肝功能减退，乙醇在肝内代谢减慢，更易引起中毒，并易诱发心脑血管疾病。

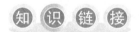

决定"醉酒"的几个因素

日常饮用的各类酒，都含有不同量的酒精，酒精的化学名是乙醇。酒中的乙醇含量越高，吸收越快，越易醉人。啤酒含酒精3%~5%；黄酒含酒精16%~20%；果酒含酒精16%~28%；葡萄酒含酒精18%~23%；白酒含酒精40%~65%；低度白酒也含酒精24%~38%。饮酒后，乙醇在消化道中被吸收入血，空腹饮酒则吸收更快。有人报道成人的肝脏每小时约能分解10mL乙醇，大量饮酒，超过机体的解毒极限就会引起中毒。

会饮酒与不会饮酒（即酒量大小不同）的人，中毒量相差悬殊，中毒程度、症状也有很大的个体差异。一般而论，成人的乙醇中毒量为每次75~80mL，致死量为每次250~500mL，幼儿每次25mL亦有可能致死。

（三）实验室检查及其他检查

1. 实验室检查　血乙醇浓度升高，血液检查发现低血糖、低血钾、低血镁、低血钙及轻度代谢性酸中毒。

2. 心电图检查　心电图可见心律失常和心肌损害表现。

四、　救治措施

（一）轻症患者治疗

无须特殊治疗，让其卧床休息，保暖，饮浓茶或咖啡，注意观察生命体征。

（二）重症患者治疗

1. 维持生命脏器功能　保证气道通畅、供氧，必要时行气管插管或切开，并行机械通气辅助呼吸；注意血压、脉搏，静脉输注5%葡萄糖生理盐水以维持有效循环容量。

2. 清除毒物　清醒者，应迅速刺激咽部催吐（禁用阿扑吗啡，以免加重乙醇的抑制作用）。由于乙醇吸收较快，一般洗胃意义不大，中毒后短时间内就诊，可先用胃管将胃内容物抽出，并用1%碳酸氢钠溶液或生理盐水等洗胃，操作应慎重，剧烈呕吐者可不洗胃。对昏迷时间长、休克、呼吸抑制等严重患者，应尽早行透析治疗。

3. 应用纳洛酮　纳洛酮为纯阿片受体拮抗剂，能解除 β-内啡肽的中枢神经系统的抑制作用，是一种安全性高、不良反应小的药物，可使血中酒精含量明显下降，使患者快速清醒。可用于昏迷、休克、呼吸抑制者。用法：0.4～0.8mg，静注，必要时20分钟重复1次；或用1.2～2mg加入5%～10%葡萄糖液中持续静滴，直至达到满意效果。

4. 促进乙醇氧化代谢　50%葡萄糖液100mL静注或10%葡萄糖液500～1000mL，加入大量维生素C、胰岛素10～20U静滴，并肌注维生素B_1、维生素B_6及烟酸各100mg，以加速乙醇在体内氧化代谢。

5. 对症处理　烦躁不安、过度兴奋、惊厥等可酌用地西泮、氯丙嗪，勿使用吗啡及巴比妥类药物，防止加重呼吸抑制。必要时加以约束，防止发生外伤；注意液体补充，避免出现水、电解质失衡。

五、　护理诊断

1. 意识障碍　与酒精作用于中枢神经系统有关。

2. 低效性呼吸型态　与酒精抑制呼吸中枢有关。

3. 组织灌注量改变　与药物作用于血管运动中枢有关。

4. 知识缺乏　与缺乏酒精对人体毒性的认识有关。

5. 潜在并发症　休克。

六、 护理措施

（一）一般护理

1. **病室环境** 病室要保持安静，温度、湿度适宜，通风良好，空气新鲜。

2. **体位护理** 卧床休息，注意保暖，避免受凉，根据病情选择适当体位，如仰卧位、侧卧位，昏迷者取仰卧位时头应偏向一侧。

（二）病情观察

对神志不清者要细心观察意识状态、瞳孔及生命体征的变化，并做好记录。特别是有外伤史的患者，要加强意识、瞳孔的观察，必要时行颅脑 CT 检查。密切观察有无消化道出血、急性肾功能衰竭等并发症的发生。

（三）用药护理

按医嘱用药，应用纳洛酮时应注意患者用后清醒的时间，若超过平均清醒时间或用后昏迷程度加深，要追问病史，是否存在其他情况（如颅内血肿等）并及时对症处理。

（四）对症护理

烦躁不安者，应加强巡视、使用床栏，必要时给予适当的保护性约束，防止意外发生；昏迷者应定时翻身、按摩，预防压疮的发生；呼吸困难者应给氧，及时清除呼吸道分泌物，维持正常呼吸功能。

（五）心理护理

大多数患者清醒后常表现后悔，怕家人埋怨。护理人员应根据患者不同的心理情况及时与患者陪护人员进行思想交流，同时做好健康教育。

（六）健康指导

1. **生活指导** 向患者及家属讲解酒精及代谢产物乙醛可直接损伤肝细胞，经常过量饮酒会导致酒精性肝硬化。适量饮酒要求是每日不超过 15mL。啤酒 4%，限量 375mL；红酒 12%，限量 125mL；低度白酒 35%，限量 43mL；高度白酒 60%，限量 25mL。饮酒最好饮红葡萄酒、黄酒。

2. **疾病知识指导** 轻型患者，一般情况下无须药物治疗，让其安静入睡，自然清醒。对饮酒量大的清醒者，可用催吐或到医院进行洗胃，以清除体内的过量酒精。兴奋期或共济失调期患者，要卧床休息，保持安静，注意保暖，避免受凉；催吐，以减少机体对酒精的吸收，并减轻不适感。昏睡期患者应取侧卧位，以防舌后坠或呕吐物造成窒息，注意保暖。发生心、脑、外伤等急症时，应迅速向急救中心"120"呼救或与当地的中毒咨询中心联系，以便尽早抢救。

项目五　一氧化碳中毒救护

【学习目标】

1. 掌握一氧化碳中毒的护理评估，并能提出切实可行的护理诊断及护理措施。
2. 熟悉一氧化碳中毒的救治措施。
3. 了解一氧化碳中毒的机制。

急性一氧化碳中毒，又称煤气中毒，是指人体短时间内吸入大量一氧化碳而造成脑及全身组织缺氧，最终导致心、肺、脑缺氧衰竭死亡。

一氧化碳（CO）是一种无色、无臭、无味、无刺激性的气体，凡含碳物质燃烧不全均可产生。当空气中 CO 浓度达到 12.5% 时，有爆炸的危险。人体吸入气中 CO 含量超过 0.01% 时，即有急性中毒的危险。

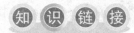

一氧化碳的历史

在 11 世纪一个西班牙医生第一次描述了这种气体。最早制备一氧化碳的是法国化学家 de Lassone（在 1776 年），他通过加热氧化锌和碳制得了一氧化碳。但由于一氧化碳燃烧时产生了与氢气类似的蓝色火焰，de Lassone 错误地认为他制得的是氢气。1800 年，英国化学家 William Cruikshank 才证明一氧化碳是由碳元素和氧元素组成的化合物。

最早对一氧化碳的毒性进行彻底研究的是法国的生理学家 Claude Bernard。在 1846 年，他让狗吸入这种气体，发现狗的血液"变得比任何动脉中的血都要鲜红"。现在我们知道血液变成"樱桃红色"是一氧化碳中毒的症状。

一、病因

1. **生活性中毒**　在日常生活中，煤炉产生的气体中，CO 含量高达 6% ~ 30%。室内门窗紧闭，火炉无烟囱，或者在通风不良的浴室，使用直排式燃气加热淋浴器都可以发生 CO 气体中毒。火灾现场空气中 CO 浓度高达 10%，也可发生中毒。

2. **职业性中毒**　生产环境所发生的 CO 中毒，主要由于意外事故所致。如炼钢、炼焦，烧窑等工业生产过程中，炉或窑门关闭不严，煤气管道漏气都可逸出大量 CO 气体；矿井放炮，煤矿瓦斯爆炸时均有大量 CO 产生。

二、发病机制

CO 吸入肺后，迅速与血红蛋白（Hb）结合形成稳定的碳氧血红蛋白（COHb），而 CO 与 Hb 的亲和力比氧与 Hb 大 240 倍，COHb 不能携带氧，且不易解离，使血红蛋白氧解离曲线左移，血液的携氧能力降低，造成组织缺氧。中枢神经系统、心肌对缺氧最为敏感，可出现中毒性脑水肿、心肌损害和心律失常等。

三、护理评估

（一）健康史

询问发病现场情况，如煤炉烟囱有无堵塞和外漏，室内通风情况，患者停留时间，同室其他人员有无同样症状等。

（二）临床表现

病情轻重与血中氧合血红蛋白浓度密切相关。

1. 轻度中毒　患者剧烈头痛、头晕、四肢无力、恶心、呕吐、视物不清、感觉迟钝、意识模糊、嗜睡、谵妄、幻觉、抽搐等，血中 COHb 浓度为 10%～30%，脱离中毒环境并吸入新鲜空气或氧气后，症状消失很快。

2. 中度中毒　患者除有轻度中毒症状外，患者口唇黏膜呈樱桃红色、面部潮红、脉搏增快、血压下降、意识模糊，甚至昏迷。血 COHb 浓度为 30%～40%，经吸氧等抢救后可很快苏醒，一般无明显并发症和后遗症。

3. 重度中毒　患者呈深昏迷状态，四肢冰冷，大小便失禁，脉搏细微，呼吸短浅，可出现惊厥或抽搐，双侧瞳孔缩小，对光反射迟钝或消失，常并发脑水肿、休克、严重心肌损害、肺水肿、呼吸衰竭、上消化道大出血、脑局灶损害体征，血 COHb 浓度 40% 以上，死亡率高，抢救成活者多留有不同程度的后遗症。

4. 迟发性脑病　部分一氧化碳中毒患者在意识障碍恢复后，经过 2～60 天的"假愈期"，再出现中枢神经系统损害症状者称迟发性脑病。常有下列表现：①大脑皮质局灶性功能障碍，如失语、失明、不能站立及继发性癫痫；②意识障碍，谵妄、痴呆或呈现去大脑皮质状态；③锥体系神经损害，如偏瘫、病理反射阳性或大小便失禁等；④锥体外系神经障碍，出现帕金森病；⑤周围神经炎，皮肤感觉障碍或缺失、水肿、色素减退等。

（三）实验室及其他辅助检查

1. 血碳氧血红蛋白测定　血碳氧血红蛋白测定是诊断一氧化碳中毒的特异性指标，但须在脱离现场 8 小时内采集血标本，因 8 小时后血液碳氧血红蛋白逐渐消失。

2. 动脉血气分析　急性一氧化碳中毒患者 PaO_2 和 SaO_2 降低，中毒时间较长者常呈代谢性酸中毒，血 pH 和剩余碱降低。

3. CT 检查　脑水肿时，头部 CT 检查可见病理性密度减低区，苍白球软化、坏死。

4. 脑电图检查　急性一氧化碳中毒患者脑电图可见弥漫性不规则慢波、双额低幅慢波。

四、救治措施

（一）现场急救

立即打开门窗通风，将患者移至空气新鲜处，解开衣领、裤带，保持呼吸道通畅，注意保暖，呼吸心搏骤停者，立即行心肺复苏。

（二）院内救治

1. 纠正缺氧　氧疗能加速 COHb 解离和 CO 排出。呼吸新鲜空气时，CO 由 COHb 释放出半量约需 4 小时；吸入纯氧时可缩短至 30 ~ 40 分钟；吸入 3 个大气压纯氧可缩短到 20 分钟。轻度中毒者，可给予氧气吸入及对症治疗；中度及重度中毒者应尽早行高压氧治疗。有条件者最好在 4 小时内尽快行高压氧治疗，可有效纠正组织缺氧，减轻组织水肿，减少神经、精神后遗症，降低死亡率。

2. 防治脑水肿　重度中毒后 2 ~ 4 小时，即可出现脑水肿，24 ~ 48 小时达高峰，并可持续数天。治疗时应及早采取脱水、激素治疗及降温等措施。目前最常用的是 20% 甘露醇，静脉快速滴注，待 2 ~ 3 天后颅内压增高现象好转，可减量。也可注射呋塞米脱水。肾上腺糖皮质激素有助于缓解脑水肿，常用地塞米松或氢化可的松静滴。

3. 促进脑细胞代谢　能量合剂（三磷酸腺苷、辅酶 A、细胞色素 C）；大量维生素 C、甲氯芬酯（甲氯芬酯）250 ~ 500mg 肌注；胞二磷胆碱 500 ~ 1000mg 加入 5% 葡萄糖溶液 250mL 静滴，每日 1 次。对迟发脑病者，给予高压氧、糖皮质激素、血管扩张剂或抗帕金森病药物等治疗。

4. 对症治疗、防治并发症　对昏迷患者注意保持呼吸道通畅，必要时气管切开。防治肺部和泌尿系感染，预防压疮。抽搐者可选用安定、苯巴比妥钠等控制，但禁用吗啡。

五、护理诊断

1. 头痛　与一氧化碳中毒导致大脑缺氧有关。

2. 气体交换受损　与 CO 抑制呼吸有关。

3. 潜在并发症　迟发性脑病、呼吸衰竭。

六、 护理措施

(一) 急救护理

将患者移至空气新鲜处，解开衣领、裤带，保持呼吸道通畅，可选用鼻导管或面罩高浓度（>60%）、高流量（8～10L/min）吸氧，给氧时间不超过 24 小时，以防氧中毒和二氧化碳潴留，同时记录吸氧的浓度、持续的时间、氧疗的效果；重症患者及早用高压氧治疗。氧疗过程中注意随时清除口鼻腔及气道分泌物、呕吐物，保持呼吸道通畅，以提高氧疗效果，防止发生窒息。

(二) 一般护理

1. 病情观察　严密观察患者生命体征、神志、瞳孔变化。若发现呼吸衰竭、严重心律失常或心衰表现，均应立即报告医生，并协助紧急处理；严重中毒患者清醒后应继续高压氧治疗，密切监护 2～3 周，直至脑电图恢复正常为止，预防迟发性脑功能损害。

2. 用药护理　用药期间应注意观察药物的不良反应，甘露醇可引起电解质失调，应用脱水剂后要记录患者出入水量，注意观察有无水、电解质紊乱；糖皮质激素应用后可能出现免疫低下并发感染等，应观察体温是否有异常改变。

3. 基础护理

（1）**饮食**　神志清醒者，给予清淡、易消化流质或半流质饮食，宜选用高热量、高蛋白、高维生素、少刺激、少油腻的食物；神志不清者，可予以鼻饲营养。呕吐者应头偏向一侧，防止呼吸道阻塞。

（2）**口腔、皮肤护理**　督促患者刷牙、漱口；不能自理者，为患者进行口腔护理，每日 2 次，防止口腔感染。昏迷患者定时翻身，防止压疮发生。

4. 对症护理　呼吸停止时，使用呼吸兴奋剂并及早进行人工呼吸或用人工呼吸机呼吸；昏迷高热、频繁抽搐者可物理降温或根据医嘱用冬眠疗法等降温，防止自伤或坠伤；昏迷超过 24 小时需协助医生应用抗生素预防感染。

5. 并发症的预防及护理　密切观察患者的意识状态，一旦出现痴呆、遗忘症、谵妄、失语、失明、偏瘫、大小便失禁等迟发性脑病的表现，要及时报告医生，遵医嘱高浓度吸氧，有条件可使用高压氧治疗。抽搐者遵医嘱给予安定 10mg 静脉注射。

6. 心理护理　重度一氧化碳中毒患者可有严重的神经系统后遗症，护理人员应有高度的同情心和责任心，多与患者交谈，建立良好的护患关系，增加患者的信任感和安全感，以消除不良的心理情绪，增强康复信心，以便更好配合护理和功能锻炼。

7. 健康教育

（1）居室内火炉要安装烟囱，烟囱室内结构要严密，室外要通风良好。

（2）厂矿使用煤气或产生煤气的车间、厂房要认真执行生产操作规程和个人防护，加强通风及对 CO 的监测报警设施。

（3）进入高浓度 CO 环境内执行紧急任务时，要戴好特制的 CO 防毒面具，系好安全带，做好个人保护，一旦出现头晕、头痛、恶心等先兆症状，立即离开原有环境，以免继续中毒。

（4）出院时向患者及家属交代，恢复期 2 个月内有可能发生迟发性脑病，并告知表现，一旦出现及时就诊治疗。

（5）重症患者往往遗留有不同程度的后遗症，应告知患者出院后继续治疗，如痴呆或智力障碍者应嘱其家属悉心照顾，坚持肢体及言语的康复训练，并教会家属对患者进行语言和肢体锻炼的方法。

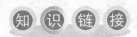

一氧化碳中毒的家庭急救五步骤

1. 将门窗打开，勿碰触室内家电，以防爆炸。

2. 将患者移到通风地，并松开衣服，保持仰卧姿势。

3. 将患者头部后仰，使气道畅通。

4. 患者如有呼吸，要以毛毯保温，迅速就医。

5. 患者如无呼吸，要一边施行人工呼吸，一边呼叫救护车。

项目六　亚硝酸盐中毒救护

【学习目标】

1. 掌握亚硝酸盐中毒的护理评估，并能提出相应的护理诊断及护理措施。

2. 熟悉亚硝酸盐中毒的救治措施。

3. 了解亚硝酸盐中毒的机制。

亚硝酸盐中毒是指由于食用硝酸盐或亚硝酸盐含量较高的腌制肉制品、泡菜及变质的蔬菜引起的中毒，或者误将工业用亚硝酸钠作为食盐食用而引起，也可见于饮用含有硝酸盐或亚硝酸盐的苦井水、蒸锅水后。亚硝酸盐能使血液中正常携氧的低铁血红蛋白氧化成高铁血红蛋白，因而失去携氧能力而引起组织缺氧。

一、 病因

1. 误将亚硝酸盐当食盐用。

2. "工业用盐"用作食盐。

3. 食用硝酸盐或亚硝酸盐含量较高的腌制肉制品、泡菜及变质的蔬菜可引起中毒。

4. 饮用硝酸盐或亚硝酸盐含量高的苦井水、蒸锅水，亦可引起中毒。

5. 肉制品加工时超量用亚硝酸盐，可导致食用者中毒。

二、 发病机制

亚硝酸盐进入体内后，使血液中正常携氧的低铁血红蛋白氧化成高铁血红蛋白，因而失去携氧能力，造成组织缺氧。

三、 护理评估

（一）健康史

患者有食用含亚硝酸盐食物史。

（二）临床表现

1. 头痛，头晕，乏力，胸闷，气短，心悸，恶心，呕吐，腹痛，腹泻，腹胀等。

2. 全身皮肤及黏膜呈现不同程度青紫色。

3. 严重者出现烦躁不安，精神萎靡，反应迟钝，意识丧失，惊厥，昏迷，呼吸衰竭，甚至死亡。

（三）实验室及其他辅助检查

1. 血液中高铁血红蛋白的定量检验。

2. 剩余食物中亚硝酸盐的定量检验。

3. 动脉血气分析可表现为低氧血症。

四、 救治措施

（一）治疗原则

催吐、洗胃、导泻、高铁血红蛋白还原剂，对症治疗。

（二）治疗措施

1. 发现中毒后立即催吐、及早洗胃，洗胃后由胃管注入活性炭悬液吸附，然后将活性炭悬液抽吸干净，再由胃管注入硫酸镁 $20 \sim 30g$（加水 200mL 稀释）导泻。

2. 特效疗法　1% 亚甲蓝 $6 \sim 10mL$（每公斤体重 $1 \sim 2mg$），加入 25% 葡萄糖液 $20 \sim 40mL$ 中，于 $10 \sim 15$ 分钟内缓慢静脉注射。如 $1 \sim 2$ 小时内未见好转或有反复，可于 2 小

时后重复一次全量或半量，治疗中同时给予葡萄糖液和维生素 C 静脉滴注可增强疗效。轻症患者仅使用葡萄糖和维生素 C 静脉滴注即可恢复。

3. 对症治疗　吸氧，休克时给予抗休克治疗；呼吸衰竭者给予吸氧及呼吸兴奋剂，必要时应用机械通气，惊厥者给予镇静剂如安定、水合氯醛、苯巴比妥等；经亚甲蓝、维生素 C 治疗后仍发绀明显者，可输新鲜血或行换血疗法。

五、护理诊断

1. 气体交换受损　与血红蛋白失去携氧能力有关。
2. 潜在并发症　呼吸衰竭。

六、护理措施

1. 监测生命体征　根据患者病情及收集到的资料做好评估，迅速建立有效的静脉通道，各种抢救措施同时、快速、有序进行，争取抢救时间，提高抢救成功率。

2. 保持呼吸道通畅，预防窒息　置患者平卧位，头偏向一侧，有利于分泌物及时排出，并及时清除口、鼻腔内分泌物，预防呕吐物、呼吸道分泌物过多导致吸入性窒息。

3. 促进毒物排泄，减少毒物的吸收　催吐、洗胃。对意识清楚能合作的患者采取口服催吐、洗胃；对不合作、昏迷的患者采取电动洗胃。洗胃液一般采用温开水，成人 10～20L，洗至水澄清，无食物残渣。洗胃温度一般为 30～40℃，温度过高会加速毒物的吸收，加重中毒，温度过低会刺激患者胃肠道引起恶心、寒战及血管反应等症状。洗胃过程中严密观察患者有无面色苍白、四肢厥冷等情况，并注意洗出液的性状，如有血性液洗出，应考虑胃黏膜损伤的可能，洗胃后给予牛奶 250mL 灌入。洗胃毕由胃管内注入 20% 甘露醇 250～500mL 导泻，减少肠道内遗留毒物及从肠肝循环排入毒素的吸收。

4. 氧疗　对轻、中、重度食物中毒的患者，均给予高流量氧气（5～8L/min）吸入，可提高血氧饱和度，改善组织细胞的缺氧症状。

5. 及时应用特效解毒药物　轻者可用高渗葡萄糖液加维生素 C 缓慢静滴，一般以 50% 葡萄糖液 60～100mL 加维生素 C 0.5～1g 静注，或以 10% 葡萄糖液 500～1000mL 加维生素 C 2～4g 静滴。重症患者可用 1% 亚甲蓝 1～2mg/kg（成人每次 5～10mg），以 25%～50% 葡萄糖液 40～60mL 稀释后，于 5～10 分钟内缓慢静注。必要时 1～2 小时可用上述同量或半量重复注射一次。经上述处理后，发绀仍明显者，可输新鲜血液 300～500mL 或用换血疗法。

6. 密切观察病情及生命体征的变化　防止并发症，尤其注意血压的变化。若有血压下降倾向时取平卧位，抬高下肢，促进血液回流。

7. 严密观察用药后皮肤、黏膜、口唇、指（趾）甲的颜色变化。

8. 鼓励患者多饮水，有利于毒物排出。

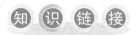

　　亚甲蓝又叫美蓝，是抢救亚硝酸盐中毒患者的特效解毒剂，在静脉注射时要求速度缓慢。亚甲蓝是一种氧化还原剂，小量应用（每次 1~2mg/kg）可作为催化的中介电子受体，使高铁血红蛋白还原成血红蛋白；应用较大剂量（每次 5~10mg/kg）静脉注射时，则起氧化作用，可使血红蛋白氧化成为高铁血红蛋白致病情加重。同时做好心电监护，仔细观察心率、心律变化，以便及早发现心脏损害，并及时进行处理。

9. 健康教育　　生活中应注意不吃腐烂的蔬菜；食剩的熟菜不可在高温下存放长时间后再食用；勿食大量刚腌的菜，腌菜时盐应多放，至少腌制 15 天以上再食用；肉制品中硝酸盐和亚硝酸盐用量要严格按国家卫生标准规定，不可多加；防止错把亚硝酸盐当食盐或碱面用。

项目七　百草枯中毒救护

【学习目标】
1. 掌握百草枯中毒的护理评估，并能提出切实可行的护理诊断及护理措施。
2. 熟悉百草枯中毒的救治措施。
3. 了解百草枯中毒的机制。

　　百草枯（parqual，PQ）又名对草快、克无踪、草枯宁等，是全球广泛使用的吡啶类除草剂和脱叶剂，属高毒类，是近年来农村广泛使用的除草剂之一。百草枯易溶于水，为浅绿色液体，该农药与土壤接触很快分解，无残留毒性，但进入人体则可致人中毒乃至死亡，人经口致死量为 20% 百草枯溶液 5~15mL（或 30~50mg/kg），是毒性最大的除草剂。

一、病因

　　绝大部分百草枯中毒是由于误服或自杀，也可因农业生产中自我保护不当，经呼吸道、皮肤黏膜吸收而导致中毒。

二、发病机制

百草枯的中毒机制目前尚未阐明，百草枯通过作用于细胞的氧化还原反应，在细胞内活化氧自由基是中毒作用的基础，可通过消化道、呼吸道、皮肤黏膜进入人体后，迅速地经过血液循环分布到全身。

三、护理评估

（一）健康史

患者有误服或自服百草枯病史。

（二）临床表现

1. **呼吸系统**　肺损伤是最严重的表现。轻症患者早期表现为咳嗽、咳痰、胸闷、气短、呼吸困难、发绀。重症患者可于发病 24～48 小时内出现急性肺水肿，1～3 天内死于急性呼吸窘迫综合征。

2. **消化系统**　口服中毒者，口腔及咽喉部有烧灼感，口咽及食道黏膜溃疡、糜烂，吞咽困难，剧烈呕吐，腹痛、腹泻，甚至出现呕血和胃肠穿孔。部分患者出现黄疸、肝肿大、肝区疼痛、肝功能障碍等中毒性肝病症状。

3. **泌尿系统**　轻、中度中毒患者，可在中毒后 2～3 天出现尿量减少，蛋白尿、管型尿、血尿，血肌酐和血尿素氮升高等。严重者可于数小时内出现急性肾功能衰竭。

4. **中枢神经系统**　表现为头痛、头晕、幻觉、抽搐、肌肉痉挛，严重者可出现意识障碍、精神异常、面瘫、脑积水和出血等。

5. **循环系统**　重症中毒者可有中毒性心肌损害表现，伴有心律失常，甚至心包出血等。

6. **血液系统**　可出现贫血、血小板减少，甚至发生急性血管内溶血。

7. **眼部**　眼睛接触毒物者，可出现眼结膜、角膜灼伤并形成溃疡，甚至穿孔。

8. **皮肤黏膜**　经皮肤黏膜接触者，由于毒物腐蚀作用致使局部组织表现为皮肤红斑、水疱，甚至糜烂、溃疡、出血。高浓度百草枯液接触指甲后，指甲脱色、断裂，甚至脱落。

（三）实验室及其他辅助检查

1. **毒物鉴定**　留取洗胃排出液、血、尿等标本，及时送检。

2. **胸部 X 线**　中毒早期主要为肺纹理增多，肺间质炎性变，逐步出现弥漫性斑片状或网状阴影，继而出现肺纤维化样改变。

3. **心电图**　可见心肌缺氧损伤或坏死等表现。

4. **动脉血气分析**　可表现为低氧血症、代谢性酸中毒、呼吸性碱中毒等。

四、 救治措施

百草枯中毒无特效解毒剂，治疗原则为减少毒物吸收、加速毒物的排泄；对症及支持治疗，保护重要脏器的功能；防止肺纤维化。

(一) 减少毒物吸收，加速毒物排泄

1. 皮肤污染者尽可能用肥皂水及清水彻底冲净，眼部污染立即用清水冲洗至少 15 分钟。

2. 催吐、洗胃、导泻 口服百草枯者在现场应立即服肥皂水，既可催吐，又可促进百草枯失活。再用 2% ~5% 碳酸氢钠液充分洗胃；洗胃后均用活性炭混悬液或白陶土吸附百草枯，但必须在 1 小时内服用疗效才较好。再后 20% 甘露醇或硫酸镁导泻，以尽快彻底清除毒物。

3. 血液透析、血液灌流、加强利尿以加速毒物排出。

(二) 对症及支持治疗，保护重要脏器的功能

1. 抗氧自由基治疗 维生素 E、维生素 C 及超氧化物酶等可阻止氧自由基对肺的损害。

2. 早期于肺损害发生前使用糖皮质激素，并适当使用抗生素防治继发感染。

3. 应用质子泵抑制剂保护胃肠道黏膜，防止消化道出血。

4. 氧疗 由于肺内高浓度氧会加重百草枯引起的肺损伤，而在低于大气含氧量情况下可降低肺组织损伤，故应避免吸氧。只有在血氧分压低于 5.3kPa（40mmHg）时，才可用浓度低于 21% 的氧吸入。呼吸衰竭及 ARDS 患者尽早建立人工气道行机械通气治疗。

(三) 防止肺纤维化

中毒所致肺纤维化可能与免疫介导损伤有关，免疫抑制剂可以对抗非特异性炎症，抑制粒细胞和巨噬细胞释放氧自由基，从而抑制肺损伤和肺纤维化，如环磷酰胺等。

五、 护理诊断

1. 低效性呼吸型态 与肺功能下降有关。

2. 意识障碍 与中枢神经系统受损有关。

3. 疼痛 与消化道灼伤有关。

4. 体液不足 与呕吐、导泻致体液丢失有关。

5. 有感染的危险 与黏膜破损有关。

6. 潜在并发症 多器官功能障碍综合征。

六、 护理措施

(一) 急救护理

1. 病情观察　严密观察患者的生命体征，尤其是呼吸频率、节律、深度及四肢、口唇颜色；密切观察并监测中心静脉压、血气分析和水、电解质平衡情况；加强心电监护和血氧饱和度监测；观察大便的颜色、性质、量，有无腹部疼痛、消化道出血等症状；观察患者有无黄疸、肝区疼痛、腹胀等中毒性肝病的表现，及时发现并处理。

2. 用药护理　遵医嘱给予糖皮质激素、免疫抑制剂、抗生素、抗纤维化药物等，观察药物疗效和副作用，避免使用对肝脏有损害的药物。

3. 对症护理　保持呼吸道通畅，鼓励患者深呼吸，指导患者用力咳嗽，积极进行肺功能锻炼；血液净化患者做好透析管路的护理，妥善固定等；加强肝、肾、心脏功能维护，以免造成多器官功能衰竭。

(二) 一般护理

1. 口腔护理　对于口腔黏膜损伤的患者，定时用氯己定漱口，保持口腔清洁。

2. 饮食护理　加强营养支持，消化道腐蚀性损伤严重、胃肠道功能衰竭时应禁食，可给予胃肠外营养。消化道不出血或出血停止后，给予无渣流质饮食，早期如牛奶、米汤等，也可给予酸果汁，进食困难者行鼻饲。

3. 心理护理　加强与患者交流，消除焦虑、紧张、恐惧等不良情绪，有针对性地实施心理疏导和安抚，帮助患者树立对生活的信念和战胜疾病的信心。

(三) 健康教育

在农村广泛开展百草枯用药安全常识的宣传，如中毒引起的严重后果、自救常识等。有关部门应加强百草枯产品监测，保证加入的恶臭剂和致吐剂合格，从而减少误服后吸收，降低危害程度。

项目八　毒品中毒救护

【学习目标】

1. 掌握毒品中毒的护理评估，并能提出切实可行的护理诊断及护理措施。

2. 熟悉毒品中毒的救治措施。

3. 了解毒品中毒的机制。

毒品是指鸦片、海洛因、甲基苯丙胺（冰毒）、吗啡、大麻、可卡因，以及国家规定管制的其他能够使人形成瘾癖的麻醉药品和精神药品。毒品是一个相对概念，临床上用作治疗目的即为药品，如果非治疗目的的滥用就成为毒品。国际上通称的麻醉药品和精神药品的滥用也即我国俗称的吸毒。

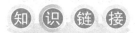

国际禁毒日

20世纪80年代，毒品在全球日趋泛滥，毒品走私日益严重。面对这一严峻形势，联合国于1987年6月在奥地利维也纳召开了关于麻醉品滥用和非法贩运问题的部长级会议。会议提出了"爱生命、不吸毒"的口号，并建议将每年的6月26日定为"国际禁毒日"，以引起世界各国对毒品问题的重视，共同抵御毒品的危害。同年12月，正式将每年的6月26日确定为国际禁毒日。

一、病因及分类

（一）毒品分类

毒品种类很多，范围很广，分类方法也不尽相同。

1. 按毒品的来源分类 可分为天然毒品、半合成毒品和合成毒品三大类。天然毒品是直接从毒品原植物中提取的毒品，如鸦片。半合成毒品是由天然毒品与化学物质合成而得，如海洛因。合成毒品是完全用有机合成的方法制造，如冰毒。

2. 按毒品对人中枢神经的作用分类 可分为抑制剂、兴奋剂和致幻剂等。抑制剂能抑制中枢神经系统，具有镇静和放松作用，如鸦片类。兴奋剂能刺激中枢神经系统，使人产生兴奋，如苯丙胺类。致幻剂能使人产生幻觉，导致自我歪曲和思维分裂，如麦司卡林。

3. 按毒品的自然属性分类 可分为麻醉药品和精神药品。麻醉药品是指对中枢神经有麻醉作用，连续使用易产生生理依赖性的药品，如鸦片类。精神药品是指直接作用于中枢神经系统，使人兴奋或抑制，连续使用能产生依赖性的药品，如苯丙胺类。

4. 按毒品流行的时间顺序分类 可分为传统毒品和新型毒品。传统毒品一般指鸦片、海洛因等阿片类流行较早的毒品。新型毒品是相对传统毒品而言，主要指冰毒、摇头丸等人工化学合成的致幻剂、兴奋剂类毒品。

（二）病因

1. 吸食毒品 绝大多数毒品中毒为过量滥用引起，可以因误食、误用或故意大量使用引起中毒。

2. **医源性** 由于肿瘤、结石等慢性疼痛，长期使用吗啡类药物。

二、 发病机制

不同性质的毒品中毒机制亦不相同。吗啡进入体内后，在肝脏与葡萄糖醛酸结合或脱甲基形成去可待因；海洛因较吗啡脂溶性强，易通过血-脑屏障，在脑内分解为吗啡起作用；可卡因是一种脂溶性物质，可通过黏膜吸收后迅速进入血液循环，通过血-脑屏障，使脑内5-羟色胺和多巴胺转运体失去活性，产生中枢兴奋和拟交感神经作用；大麻中毒时与酒精作用相似，产生神经、精神、呼吸和循环系统损害，长期应用可产生精神依赖性；苯丙胺通过促进脑内儿茶酚胺递质（多巴胺和去甲肾上腺素）释放，减少抑制性神经递质5-羟色胺的含量，产生神经兴奋和欣快感。

三、 护理评估

（一）健康史

询问患者服用毒品的种类、剂量和时间，是否患有严重肝肾疾病、肺部疾病等，是否与酒精或镇静催眠药同时服用，有助于判断毒品中毒的严重程度，指导临床治疗。

（二）临床表现

1. **一般中毒症状** 出现头痛、头晕、兴奋或抑郁、恶心、呕吐、口渴、皮温降低、皮肤瘙痒、幻想、失去时间或空间感觉，大剂量可产生乏力、呼吸浅表而不规则、脉搏细弱、昏睡或昏迷。

2. **戒断综合征** 指吸毒者因长期吸食毒品成瘾，戒断时渴求使用毒品而表现出的一系列瘾癖症状群，如精神萎靡、打哈欠、流涕、流泪、冷汗、恶心、呕吐、腹泻、失眠、肌痛、肌肉抽搐、血压升高、发热、烦躁等。

3. **常见毒品中毒**

（1）**海洛因** 化学名称为"二乙酰吗啡"，白色结晶粉末，成瘾快，极难戒断。长期使用会破坏人的免疫功能，并导致心、肝、肾等重要脏器损害。

（2）**吗啡** 为阿片受体激动剂，与阿片受体结合，产生中枢镇痛、欣快、呼吸抑制和瞳孔缩小等作用。吸食后主要为兴奋表现，继之出现头晕、口渴、恶心、呕吐、出汗、面色苍白、谵妄、呼吸抑制，后期瞳孔对光反射消失，血压下降，最后死于呼吸循环衰竭。

（3）**鸦片** 俗称大烟，因产地不同，呈黑色或褐色，有强烈的氨味或陈旧尿味，味苦。鸦片依赖性强，极易成瘾，中毒后有特征性的"三联征"，即昏迷、针尖样瞳孔、呼吸抑制。

（4）甲基苯丙胺 即"冰毒"，吸食后迅速刺激中枢神经系统，产生兴奋、欣快、警觉、抑制食欲的作用。中毒症状包括头痛、发热、血压升高、盗汗、瞳孔放大、食欲下降等，大剂量使用引起精神错乱，出现多疑、幻听、好斗、被害妄想等类似妄想性精神分裂症表现。

（5）氯胺酮 即"K粉"，白色结晶粉末，无臭，吸食后有幻听、幻视等，对记忆和思维能力造成严重损害。可出现焦虑、胸痛、呼吸抑制、血压升高、瞳孔散大，甚至意识丧失、牙关紧闭、双眼球上翻、口吐白沫、四肢抽搐等。

（三）实验室及其他辅助检查

1. 毒物检测 留取血液、尿液、呕吐物、胃内容物标本，进行毒物定性检测，有条件时测定血药浓度辅助诊断。

2. 血生化检查 血糖、电解质和肝肾功能检查。

3. 动脉血气分析 严重麻醉药类中毒者表现为低氧血症和呼吸性酸中毒。

四、 救治措施

（一）现场急救

确定中毒途径，立即清除毒物，保持呼吸道通畅，积极给氧，若患者出现严重呼吸困难、意识障碍、心力衰竭和呼吸衰竭等时应分秒必争，及时处理。

（二）院内救治

1. 迅速清除毒物 ①轻度中毒者可行催吐，神志清楚者禁用阿扑吗啡催吐，以防加重毒性。摄入致命剂量毒品1小时内需立即洗胃，先用0.02%～0.05%高锰酸钾溶液洗胃，后用50%硫酸镁导泻；②应用活性炭混悬液吸附未吸收的毒物；③维生素C加入5%～10%葡萄糖液中静脉滴注以酸化尿液，促进药物排出。

2. 特效解毒药 纳洛酮是阿片类受体拮抗剂，是阿片类毒品中毒的首选解毒药物，可迅速逆转阿片类药物所致的呼吸抑制、昏迷、瞳孔缩小和镇痛等作用，给予纳洛酮0.4～0.8mg静脉滴注，可重复使用。苯丙胺类毒品和氯胺酮中毒，目前无特效解毒剂。

3. 对症治疗 呼吸衰竭者必要时行气管内插管或气管切开、呼吸机辅助呼吸；加强循环支持，必要时应用血管升压药，及时进行抗心律失常治疗；伴有低血糖、酸中毒和电解质平衡失常者应给予相应处理。

五、 护理诊断

1. 营养失调 低于机体需要量，与长期吸毒引发呕吐、食欲减退等有关。

2. 焦虑 与担心疾病预后、费用昂贵等有关。

3. **活动无耐力**　与营养不良、心肺功能损害有关。

4. **自我形象紊乱**　与长期吸毒导致生活方式及角色功能改变有关。

六、护理措施

（一）急救护理

1. **病情观察**　严密观察患者体温、脉搏、呼吸、血压、瞳孔、意识及情绪变化情况。注意患者眼神、语言、语调、姿势、行为等变化，分析判断患者的心理状态，避免患者为得到毒品采取极端行为而造成某些恶性事件发生。

2. **用药护理**　由于苯丙胺类毒品和氯胺酮中毒无特效解毒剂，所以主要采取对症治疗为主。应用胺碘酮、利多卡因控制心律失常时，注意监测心率、心律、心电图的变化；血压升高应用酚妥拉明、硝普钠等控制血压时，严格控制液体滴速，监测血压变化，并依据血压水平及时调节。

3. **对症护理**　出现肺水肿、脑水肿者，给予脱水、利尿治疗；兴奋激动、行为紊乱者，可使用镇静剂。

（二）一般护理

1. **加强安全防护**　对于精神亢奋、烦躁、惊厥的患者，给予床栏、约束带等保护措施，防止伤害他人或自己。

2. **饮食护理**　长期吸食毒品者饮食不规律，多伴有营养不良。所以，应加强膳食指导，给予营养丰富的流质饮食，如牛奶、麦片等。对不能正常进食者给予静脉补液。

3. **心理护理**　毒品完全控制了患者的精神意志，扭曲了人格，医护人员应对患者进行心理上无微不至的关怀，特别要重视家属在患者戒毒中的重要作用，帮助他们树立战胜毒魔的勇气和信心。指导吸毒者学习、掌握心理自救的技能，重建吸毒者健康的生活理念和生活习惯，使他们能树立健康的人生观和价值观，摆脱毒品中毒带来的阴影。

（三）健康教育

1. **加强药品管理**　严格对麻醉镇痛药和精神药品加强管理，专人负责保管。临床使用时严格掌握适应证、用药剂量和时间，避免滥用和误用。

2. **疾病知识指导**　加强戒毒宣传，告知人们毒品的危害、识别方法，以及目前国家对制毒、贩毒、吸毒的打击力度，形成全社会一起抵制毒品的氛围。

3. **生活指导**　帮助吸毒者开展有益身心健康的社交活动，热爱生活，珍惜生命，勇敢面对人生挫折，不为毒品诱惑，远离毒品，回避毒友。

项目九　毒蛇咬伤救护

我国有毒蛇50余种，其分布遍及国内大部分地区，尤其是南方。毒蛇的头多呈三角形，颈部较细，尾部短粗，身上有色彩鲜明的花纹，上颌长有成对的毒牙。

一、病因及发病机制

人被毒蛇咬伤时，蛇毒经导管排于毒牙，注入目标体内，引起严重的全身中毒。

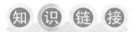

蛇毒分类

1. **神经毒**　代表蛇有金环蛇、银环蛇及海蛇等，毒液主要作用于神经系统，引起肌肉麻痹和呼吸麻痹。

2. **血液毒**　代表蛇有竹叶青、蝰蛇和龟壳花蛇等，毒液主要影响血液及循环系统，引起溶血、出血、凝血及心脏衰竭。

3. **混合毒**　代表蛇有蝮蛇、大眼镜蛇和眼镜蛇等，其毒液具有神经毒和血液毒的两种特性。

二、护理评估

（一）健康史

患者在割草、砍柴、拔菜、登山、采野果、军训时，可有蛇咬伤病史。

（二）临床表现

人被毒蛇咬伤后出现症状的快慢及轻重与毒蛇种类、蛇毒的剂量与性质有明显的关系，且与咬伤的部位、伤口的深浅及患者的抵抗力也有一定的关系。如毒蛇在饥饿状态下主动伤人时，因排毒量大，后果更为严重。

1. 症状

（1）局部症状　伤处疼痛、组织出血、局部肿胀、有麻木感等。

（2）全身症状　主要有呼吸、循环及神经系统功能不同程度的紊乱状态，如呼吸困难、咯血、低血压、心律失常、肌肉震颤、烦躁不安及肢体软瘫、腱反射消失等，最终导致呼吸衰竭，部分患者可出现多器官功能衰竭。

2. 体征

（1）局部体征　被毒蛇咬伤处除有一般牙痕外，另有两个毒牙齿痕，局部高度肿胀、水疱，淋巴结肿大、淋巴结炎和淋巴管炎等。

（2）全身体征　有感觉异常、肌肉震颤、言语不清、肢体软瘫、呼吸抑制、血压降低、心律失常等脏器功能衰竭表现。

（三）实验室检查及其他检查

血液检查发现血小板、纤维蛋白原减少，凝血酶原时间延长，血肌酐、非蛋白氮增高，肌酐、磷酸激酶增加，出现肌红蛋白尿等。

三、 救治措施

1. 非手术治疗　毒蛇咬伤时立即绑扎伤肢，阻止蛇毒的吸收和扩散，应用抗蛇毒药物，防治脏器功能衰竭。

2. 手术治疗　毒蛇咬伤后必须立即清创，以求彻底清除毒素。

四、 护理诊断

1. 组织完整性受损　与咬伤、组织结构破坏有关。

2. 疼痛　与毒素入血或咬伤有关。

3. 恐惧　与突然受到意外伤害有关。

4. 躯体移动障碍　与伤口疼痛、患肢肿胀有关。

5. 有感染危险　与伤口污染、处理不当有关。

6. 潜在并发症　中毒性休克。

五、 护理措施

1. 一般护理措施

（1）病室环境　保持安静，光线柔和。

（2）体位护理　安排合理的体位可以缓解症状，减轻并发症，毒蛇咬伤者伤肢应放低、制动，以减少毒素的吸收和扩散。

（3）营养护理　饮食多无明显限制，如进食易于消化的蛋白质、糖、维生素、微量元素等，同时注意水的补充，必要时可静脉补充营养，促进伤口愈合。

（4）对症护理　低血压时需加快补液速度，溶血性贫血时需输血，心搏骤停者立即施行心脏按压，烦躁不安者予地西泮等镇静药物。

2. 病情观察

（1）生命体征　可以反映病情的进展及预后，若患者出现潮式呼吸、脉搏细速、血压下降、反射消失、瞳孔散大、意识昏迷等，提示病情危重，患者可能迅速死亡。

（2）伤口观察　可以反映毒蛇咬伤的程度及清创效果，如观察伤口形态、出血多少、有无毒牙残留、疼痛性质和程度，清创是否彻底，引流是否通畅。

（3）肢端血运　仔细观察伤肢是否出现弥漫性瘀斑，有无水疱、血疱，肿势发展是否迅速，末端能否触及动脉搏动等。

3. 对症护理　因病情急、变化快，故应迅速排出毒液，减轻中毒。

（1）绑扎伤肢　在距伤处近心端约 5cm 处用布带等物绑扎，松紧以阻断淋巴、静脉回流为度，注意每隔 15 ~ 30 分钟放松 1 分钟以免肢体坏死。

（2）现场急救　可挤压伤口周围或采用吸吮、拔罐等法，促进毒液排出，用清水反复冲洗伤口。

（3）清创　清水反复清洗伤口周围，用高锰酸钾液、过氧化氢溶液反复冲洗伤口，并以牙痕为中心切开伤口，做"+"形或"++"形切开，但切口不宜过深，以免伤及血管。

4. 用药护理

（1）胰蛋白酶　胰蛋白酶 2000U 加入 0.05% 普鲁卡因 20mL 联用做伤口周围皮肤封闭，能分解和破坏蛇毒，减少蛇毒吸收。

（2）解毒剂　抗蛇毒血清、季德胜蛇药片等中成药、白花蛇舌草等新鲜草药均有解除蛇毒作用。

（3）利尿剂　呋塞米、甘露醇等可促进蛇毒排出。

（4）其他　应用抗生素及破伤风抗毒素预防感染。

5. 心理护理　毒蛇咬伤后患者多表现为焦虑和恐惧心态，护理人员应及时做好有关疾病知识的宣传，消除内心顾虑，并把清创的意义、术中可能发生的不适向患者解释清楚，取得患者的合作，提高防治效果。

（三）健康指导

1. 生活指导　毒蛇咬伤患者早期均应卧床休息，避免活动，恢复期可适当进行活动锻炼。饮食方面应禁忌辛辣食物及浓茶、酒、咖啡，避免过度劳累、受寒、酗酒等不良因素的刺激。

2. 疾病知识指导　向患者及家属传授毒蛇咬伤防治常识及自救方法，如早期结扎、清创、伤后及时用药等，提高自我防范意识。

复习思考

1. 毒物作用发挥最快的一条途径是（　　）

　　A. 呼吸道吸收　　　　　　B. 消化道吸收　　　　　C. 皮肤吸收

　　D. 黏膜吸收　　　　　　　E. 其他途径

2. 原因未明的急性中毒洗胃选用（　　）

　　A. 茶叶水　　　　　　　　B. 阿托品　　　　　　　C. 清水

　　D. 蛋清　　　　　　　　　E. 硫代硫酸钠

3. 下列哪项经口中毒后禁止洗胃（　　）

　　A. 有机磷杀虫药　　　　　B. 亚硝酸盐　　　　　　C. 毒鼠强

　　D. 强酸强碱　　　　　　　E. 安眠药

4. 对于急性中毒，下列处理错误的是（　　）

　　A. 吞服腐蚀性毒物者不应催吐

　　B. 强酸强碱消化道中毒，可服用牛奶蛋清保护胃黏膜

　　C. 清洗皮肤宜用热水擦洗

　　D. 清除肠道内毒物可用硫酸钠导泻

　　E. 清除眼部宜用清水彻底清洗

5. 有机磷杀虫药中毒患者的呕吐物有（　　）

　　A. 烂苹果味　　　　　　　B. 腐臭味　　　　　　　C. 大蒜味

　　D. 酸味　　　　　　　　　E. 汽油味

6. 敌百虫中毒禁用的洗胃液是（　　）

　　A. 清水　　　　　　　　　B. 生理盐水　　　　　　C. 1∶5000 高锰酸钾

　　D. 蒸馏水　　　　　　　　E. 2% 碳酸氢钠

扫一扫，知答案

扫一扫，看课件

模 块 七

环境及理化因素损伤救护

项目一　中　暑

【学习目标】

1. 掌握中暑的临床表现、救治与护理。
2. 熟悉各类中暑的特点。
3. 了解中暑的分类。

中暑（heat stroke）是一种高温损害疾病，是指高温或烈日暴晒等引起体温调节功能紊乱所致的体内热平衡失调，水、电解质代谢紊乱或脑组织细胞受损而致的一组急性临床综合征。当外界环境温度增加时，机体大量出汗，引起失水、失盐，从而导致外周循环衰竭、热痉挛、体温调节功能障碍等一系列情况出现。

一、病因及发病机制

（一）病因

中暑的发病原因概括为引起机体产热增加、散热不足和热适应能力下降等因素。高温、高湿气候是其主要的原因。

1. 使机体产热增加的原因　高温环境中进行强体力劳动者，如建筑工人、田间劳动的农民，以及参加竞技体育比赛的运动员等，由于劳动或者活动强度大、时间长，机体产热增加，容易发生热蓄积，发生中暑。

2. 使机体散热减少的原因　如环境湿度较高、穿透气不良的衣服，以及汗腺功能障碍，如先天性汗腺缺乏症、广泛皮肤烧伤后瘢痕形成等。

3. **使机体适应能力下降的原因**　热负荷增加时，机体会产生应激反应，通过神经内分泌的各种反射调节来适应环境变化，维持正常的生命活动，当机体这种调节能力下降时，对热的适应能力下降，机体容易发生代谢紊乱而发生中暑。如糖尿病、心血管疾病、老年人、久病卧床者、产妇、常年在恒温条件下工作的人。

（二）发病机制

当外界环境温度升高时，机体大量出汗，引起失水、失盐。若机体以失盐为主或单纯补水，导致血钠降低，易发生热痉挛，大量液体丧失会导致失水、血液浓缩、血容量不足，若同时发生血管舒张功能障碍，则易发生外周循环衰竭；当外界环境增高，机体散热绝对或相对不足，汗腺疲劳，引起体温调节中枢功能障碍，导致体温急剧增高，产生严重的生理和生化异常而发生热射病。

二、护理评估

（一）健康史

询问患者有无热适应不良或引起机体产热增加、散热减少的原因存在。

（二）临床表现

根据中暑的程度不同分为先兆中暑、轻症中暑、重症中暑3类。

1. **先兆中暑**　在高温环境下停留或者工作一段时间后，出现大量出汗、口渴、头晕、头痛、注意力不集中、胸闷、心悸、四肢无力、体温正常或者略偏高。脱离高温环境，休息片刻，可恢复。

2. **轻症中暑**　有先兆中暑的症状，同时兼有下列症状之一的，为轻症中暑。

（1）体温在38℃以上。

（2）面色潮红、皮肤灼热、心悸、胸闷等。

（3）有恶心、呕吐、面色苍白、四肢皮肤湿冷、多汗、脉搏细速、血压下降等早期循环衰竭的情况。

轻症中暑如能得到适当休息和及时处理，多在3~4小时内恢复正常。

3. **重症中暑**　除具有上述轻症中暑的症状外，还伴有高热、痉挛、昏迷和昏厥等为重症中暑。在临床上可分为热痉挛、热衰竭、热射病等。

（1）**热痉挛**　是由于高温环境中大量出汗，水、盐丢失过多，补液时仅补充大量水分而造成低钠、低钾血症，引起肌肉痉挛和疼痛，多发生在四肢肌肉、咀嚼肌、腹直肌，最常见于腓肠肌，也可发在肠道平滑肌，无明显体温升高。

（2）**热衰竭**　主要是人体对热环境不适应，周围血管扩张，循环血量不足而发生虚脱。严重者可发生循环衰竭。此型最常见，多见于儿童、老年人和慢性疾病患者，体温可轻度升高，无明显中枢神经系统损害表现。

（3）热射病 又称中暑高热。以高热、无汗、意识障碍"三联症"为典型表现。是指人体在受到外界高温环境的作用，使体温调节中枢功能障碍，产热大于散热，热量在体内蓄积，引起体温升高。患者可有严重的神经系统症状，如不同程度的意识模糊、嗜睡、木僵，甚至昏迷。

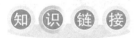

热射病

热射病是一种致命性急症，根据发病时患者所处的状态和发病机制，临床上分为两种类型：劳力性和非劳力性热射病。劳力性者主要是在高温环境下内源性产热过多（如炎热天气中长距离的跑步者），它可以迅速发生；非劳力性主要是在高温环境下体温调节功能障碍引起散热减少（如在热浪袭击期间生活环境中没有空调的老年人），它可以在数天之内发生。其征象为：高热（直肠温度 ≥ 41℃）、皮肤干燥（早期可以湿润），意识模糊、惊厥，甚至无反应，周围循环衰竭或休克。此外，劳力性者更易发生横纹肌溶解、急性肾功能衰竭、急性肝功能衰竭、弥散性血管内凝血（DIC）或多器官功能衰竭，病死率较高。

（三）实验室及其他辅助检查

1. **实验室检查** ①血常规检查：外周血白细胞总数增高，以中性粒细胞增高为主；②肾功能检查：血尿素氮、血肌酐可升高；③血清电解质检查：可有高钾、低氯、低钠血症；④尿液检查：可有不同程度的蛋白尿、血尿、管型尿改变；尿液分析有助于发现横纹肌溶解和急性肾功能衰竭证据。

2. **心电图检查** 心电图检查可出现心律失常，心肌缺血缺氧性损害。

3. X 线检查 胸部 X 线检查可见肺水肿、吸入性肺炎。

三、 救治措施

中暑的救护原则是迅速脱离高温环境，降低体温，纠正水、电解质紊乱，防治休克及脑水肿等并发症。

（一）现场急救

1. **脱离高温环境** 迅速将患者搬离高温环境，安置于通风良好的阴凉处或室温为20～25℃的房间内，使患者平卧位，解开或脱去外衣。

2. **降温** 轻症患者可反复用冷水擦拭全身，可应用扇子、电风扇、空调帮助降温。可饮用含盐的冰水或饮料，酌情使用十滴水、藿香正气水等药物，亦可针刺合谷、足三里等穴位。对重度中暑者应注意保持呼吸道通畅，立即拨打 120 急救电话，条件允许应立即送往就近医院抢救治疗。

（二）院内急救

1. 降温　迅速降温是院内救治的首要措施，降温速度决定患者预后，通常应在 1 小时内使直肠温度降至 38℃ 左右。降温措施包括物理降温和药物降温。

（1）物理降温　包括环境降温、体表降温和体内降温。

（2）药物降温　药物降温应与物理降温同时进行。药物降温可防止肌肉震颤，减少机体分解代谢，从而减少机体产热，扩张周围血管，以利散热。常用药物有氯丙嗪、地塞米松或采用冬眠低温疗法。

2. 对症及支持治疗　发生早期循环衰竭的患者，可酌情输入 5% 葡萄糖盐水 1500 ~ 2000mL，但速度不宜过快，以防发生心衰。热痉挛患者主要为钠丢失过多所致，故重点补钠；痉挛严重时，可静脉推注 10% 葡萄糖酸钙 10 ~ 20mL。此外，应注意防治急性肾功能衰竭、脑水肿、弥散性血管内凝血等并发症。

3. 刮痧疗法　轻症患者可采用。用刮痧板刮脊柱两侧、颈部、肩臂、腋窝和腘窝等处，直至皮肤出现紫红色为度。

四、 护理诊断

1. 体温过高　与长时间处于高温状态、体温调节中枢功能障碍有关。

2. 活动无耐力　与疲乏和虚弱有关。

3. 有皮肤受损的危险　与意识不清、烦躁有关。

4. 潜在并发症　惊厥。

五、 护理措施

（一）急救护理

1. 保持有效降温

（1）环境降温　迅速将患者转移至室温 20 ~ 25℃ 的房间内，以增加辐射散热。

（2）体表降温　①全身降温：在腋窝、腹股沟、腘窝等体表大血管流经处放置冰袋；②头部降温：用冰帽降低头部温度，或颈部置冰袋以降低进入颅内血液温度；③擦浴：用 40% ~ 50% 酒精或冰水擦拭全身皮肤，边擦拭边按摩使皮肤血管扩张，血液循环增快，以加速皮肤散热而降温，注意避开足心、前胸和腹部；④冰水浴：将患者浸浴在 4℃ 冰水中，不断按摩四肢皮肤，使血管扩张促进散热。浸浴时每 10 ~ 15 分钟测肛温一次，肛温降至 38℃ 时，停止冰水浴；体温回升到 39℃ 以上时，可再次浸浴。有条件者可使用电脑控制降温冰毯（20 ~ 25℃）和降温冰帽（5 ~ 10℃）。

（3）体内降温　①5%葡萄糖盐水1000mL（4～10℃）经股动脉向心性注入患者体内；②10%葡萄糖盐水1000mL（4～10℃）注入患者胃内；③痉挛严重者可用4℃氨基比林0.5g加入糖盐水200mL中溶解后保留灌肠，有抽搐者可加入10%水合氯醛15mL，此法有一定降温效果，但不利于测量肛温；④4℃葡萄糖生理盐水1000～2000mL静脉滴注，滴注速度应稍慢，30～40滴/分，持续5～10分钟，防止心脏内温度变化太快而诱发心律失常，待患者适应低温后再适当加快速度。

降温时应注意：①物理降温时必须及时、准确记录肛温，待肛温降至38℃左右时，应立即停止降温，并将患者置于25℃左右环境中继续密切观察；②尽量避免同一部位长时间接触冰袋，以避免冻伤；③擦浴前，头部放冰袋，足部放置热水袋；④冰水擦拭和行冰水浴时，必须用力按摩患者的四肢及躯干，防止周围血管收缩导致血液淤滞；⑤昏迷、休克、心血管疾病、老年人及新生儿禁用冰水浸浴。

（二）一般护理

1. 饮食护理　饮食宜选择高热量、高蛋白、低脂肪、富含维生素的清淡易消化食物，少食多餐，鼓励患者多饮水。

2. 加强基础护理　高热患者应加强口腔护理，预防感染和溃疡。大汗者应及时更换衣裤及被褥床单等，注意保持皮肤清洁卫生，定时翻身，预防压疮。有高热惊厥时应加强保护措施，防止坠床、碰伤及舌咬伤。

3. 心理护理　重度中暑常起病突然，病情重，患者及其家属常会出现焦虑、恐惧心理。心理反应严重者，可影响救治和护理效果，因而护士在实施各项护理措施时，应充分做好沟通解释工作，消除患者思想顾虑，使其积极配合治疗。

（三）病情观察

（1）监测生命体征、神志、尿量及皮肤出汗情况，预防脑水肿、肾功能衰竭等并发症。

（2）降温过程中应密切监测肛温变化，每15～30分钟测量一次，根据肛温变化调整降温措施。

（3）观察末梢循环情况，如颜色、温度。如治疗后体温下降、四肢末梢转温暖、发绀减轻或消失，提示病情好转。

（四）用药护理

中暑常用抢救药物如氨基比林、氯丙嗪、哌替啶、异丙嗪等，具有降低体温、减少机体代谢的作用，但用量过大可出现骨髓抑制、应激性溃疡、神经抑制，甚或成瘾作用，所以必须严格把握药物剂量、使用方法及适应证。使用氯丙嗪药物降温时，遵医嘱控制滴速，关注患者血压变化，若血压有下降趋势，需及时通知医生。如有呼吸抑制、深昏迷、血压下降应立即通知医生停止药物降温。

（五）对症护理

神志不清伴呕吐者应取仰卧位且头偏向一侧，保持呼吸道通畅；出现心力衰竭、脑水肿等并发症时，按其常规进行护理。

（六）健康教育

1. 尽量避免在高温环境中或烈日下长时间进行强体力劳动、野外工作和外出旅游等，外出时应注意带上防暑工具，如遮阳伞、遮阳帽等。

2. 暑热天气时应保证充足的休息与睡眠，适当补充水分和盐类，如凉盐开水、绿豆汤、酸梅汤等。家居房间应保持通风、干燥和清洁。

3. 中暑后已经恢复的患者，数周内应尽量避免室外剧烈运动或烈日下暴晒。

4. 了解中暑的基本常识，高温环境下加强自我保护意识，注意防暑降温。一旦出现先兆症状，及时采取措施。高温作业部门应按规定改善劳动条件，实施劳动安全保护措施。注意个人清洁卫生，勤洗澡、勤擦身，保持汗腺的排汗功能正常。

5. 给予适当心理护理。

项目二 淹 溺

【学习目标】

1. 掌握淹溺的急救原则及护理措施。
2. 熟悉淹溺的护理评估。
3. 了解淹溺的发病机制。

淹溺又称溺水，是指人淹没于水或其他液体中，由于液体充塞呼吸道及肺泡或反射性引起喉痉挛发生窒息和缺氧，并处于临床死亡状态称为淹溺。人淹没于水中之后，本能地出现反射性屏气和挣扎，避免水进入呼吸道。但是，随着时间的延长，因为缺氧，不能坚持屏气而被迫深呼吸，从而使大量水进入呼吸道和肺泡，阻滞气体交换，引起严重缺氧、高碳酸血症和代谢性酸中毒。

一、病因及发病机制

（一）病因

1. **主观原因** 如跳水自杀、不习水性者游泳、趟深水、儿童野外戏水等。
2. **客观原因** 如水灾，飞机或船只失事落水，意外落入水池、江河、水井之中等。

（二）发病机制

溺水后，呼吸道阻塞，继而出现急性缺氧造成人体各器官功能障碍。根据发生机制，淹溺可分为干性淹溺和湿性淹溺。干性淹溺（占10%）是指人入水后，因受强烈刺激（惊慌、恐惧、骤然寒冷等），引起喉痉挛导致窒息。湿性淹溺（占90%）是指人入水后，喉部肌肉松弛，大量水分进入呼吸道和肺泡，患者于数秒后意识丧失，继而发生呼吸暂停和心室颤动。

患者发生淹溺根据所在水域的成分和渗透压不同，引起的病理生理改变也不同。

1. **淡水淹溺** 当人体大量吸入淡水后，低渗性液体经肺组织迅速渗入肺毛细血管而进入血液循环，血容量剧增可引起肺水肿和心力衰竭，低渗性液体使红细胞肿胀、破裂、溶血，大量血红蛋白和钾离子释出进入血浆，造成高钾血症和血红蛋白血症，过量的血红蛋白阻塞肾小管引起急性肾功能衰竭。高钾血症可使心搏骤停。淡水进入血液循环稀释血液还可出现低钠血症、低氯血症和低蛋白血症。

2. **海水淹溺** 海水为高渗性液体，进入肺泡后，其高渗压使大量水分自血管进入肺泡腔，产生急性肺水肿。气体交换受损，出现低氧血症，最后导致心力衰竭，严重者可致脑水肿。

二、 护理评估

（一）健康史

向目睹或护送淹溺者的人员详细了解淹溺发生的时间、水源性质和地点，同时了解淹溺现场的施救情况。

（二）临床表现

淹溺者的临床表现与淹溺时间长短、吸入液体的量和性质，以及器官损害的范围等有关。淹溺者主要表现是神志丧失、呼吸停止及大动脉搏动消失，处于临床死亡状态。

1. **症状** 淹溺者可有寒战、剧烈咳嗽、视觉障碍、头痛、胸痛、呼吸困难等，海水淹溺者可有明显口渴。

2. **体征** 皮肤发绀、结膜充血、口鼻腔有血性泡沫、皮肤黏膜苍白或发绀、四肢冰冷，常表现为程度不同的低体温；颜面肿胀、眼球结膜充血、口旁和鼻内充满泡沫状液体或污泥；胃明显扩张，可见上腹部膨隆。

3. **其他各系统表现** ①呼吸系统：呼吸浅快、不规则或呼吸停止，伴肺部湿性啰音、痰鸣音、肺水肿、肺部感染等；②循环系统：脉搏细速或不能触及，心律失常、心跳停止，血压下降，严重者测不到血压；③神经系统：反应迟钝、烦躁不安或昏迷，可伴有肌张力增高、抽搐、牙关紧闭等，也可能合并脑外伤、脊柱损伤；④泌尿系统：少尿或无尿，尿液混浊呈橘红色，严重者可发生急性肾功能衰竭。

（三）实验室及其他辅助检查

1. 实验室检查　血常规检查可出现白细胞总数和中性粒细胞增多，红细胞和血红蛋白因血液浓缩或稀释情况不同而不同；尿常规检查可出现蛋白尿、管型尿；血生化检查淡水淹溺者出现高血钾、低血钠、低血氯，海水淹溺者出现高血钠、高血氯，血钾变化不明显；动脉血气分析可有不同程度的低氧血症、高碳酸血症和混合型酸中毒。

2. 心电图检查　可出现窦性心动过速、ST 段和 T 波改变、室性心律失常、心脏阻滞。

3. X 线检查　显示斑片状浸润，以内侧带和肺底多见，肺水肿及肺不张可同时存在。伴发肺部感染时可出现肺炎的 X 线征象。

三、救治措施

急救原则为脱离出水、恢复通气、心肺复苏、对症处理。

1. 现场急救　快速有效的现场救护是决定淹溺治疗及预后效果的关键所在。

（1）迅速将落水者救出水面　这是现场最首要的措施。

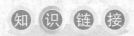

水中自救和他救

　　自救：当不慎落水且不熟悉水性时，应及时呼救。在水中可采取仰卧位，尽量使头部后仰，鼻部露出水面。避免挣扎或手上举，应放松四肢并伸直平放，借助水的浮力漂于水面，呼吸时应深吸气、浅呼气。会游泳者由于突然运动或低温刺激致小腿抽筋时，应保持镇静，采取仰泳泳姿，并用手将抽筋腿的脚趾向脚背弯曲，缓慢向岸边或可借助的漂浮物游动。

　　他救：救护淹溺患者时，救护者本身承担一定的风险性，故更应掌握好方法，避免被淹溺者抱住而无法自救和救他。救护时应先游至淹溺者附近，迅速观察清楚淹溺者的位置，分清淹溺者的前后，从其后方进行援救，也可投木板、竹竿、救生圈等让淹溺者攀扶。

（2）保持呼吸道通畅，迅速倒水　救患者上岸后，迅速清除口鼻腔内淤泥、杂草及呕吐物等，开放气道。根据救助者的体型采用不同的倒水方法，排出肺部积水虽有助于缓解病情和后续救治，但时间不宜过长。

1）膝顶法　急救者取半蹲位，一腿跪地，另一腿屈膝，将淹溺者腹部横置于救护者屈膝的大腿上，使头部下垂，使呼吸道及消化道内的水倒出（图7-1）。

2）肩顶法　急救者抱住淹溺者的双腿，将其腹部放在急救者的肩部，使淹溺者头胸下垂，急救者快速奔跑，使积水倒出（图7-2）。

3）抱腹法或肩背倒立倒水法　急救者从溺水者背后双手抱住其腰腹部，使淹溺者背部在上，头胸部下垂，摇晃淹溺者，以利倒水（图7-3）。

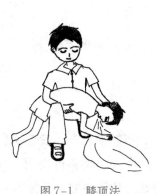 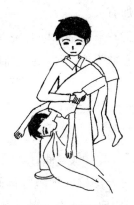 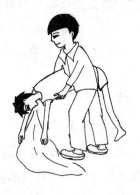

图7-1　膝顶法　　　　　　图7-2　肩顶法　　　　　　图7-3　抱腹法

（3）心肺复苏　心跳呼吸骤停是淹溺直接的致死原因，应尽快开始心肺复苏。具体方法参见本书模块五。

（4）保暖　低温是造成淹溺者死亡的常见原因。当患者心跳呼吸恢复后，应立即为患者脱去湿衣裤，加盖衣被、毛毯等。清醒者可给予热饮料，按摩四肢促进血液循环。对意识尚未恢复者，应设法给予头部降温。

2. 院内急救　淹溺主要的病理生理变化是缺氧，在进行现场救护的同时，应迅速送至医院实施进一步生命支持，纠正和预防并发症。

（1）保暖　将患者安置于抢救室内，换下湿衣裤，以干爽毛毯包裹全身予以复温，也可使用热水浴、温热林格液灌肠等方法使患者尽快复温。

（2）吸氧　吸入高浓度氧，昏迷者气管切开或者气管插管，机械辅助呼吸。

（3）维持循环功能　监测患者动脉压、尿量和中心静脉压（CVP），分析患者血容量状态，对淡水淹溺而血液稀释者，静脉滴注3%氯化钠溶液500mL，必要时可重复一次；对海水淹溺者，可输入5%葡萄糖溶液或者低分子右旋糖酐。

（4）防治脑水肿　使用肾上腺皮质激素和脱水药防治脑水肿。

（5）防治肺部感染　给予抗生素预防和治疗肺部感染。

（6）防治急性肾功能衰竭。

（7）纠正水、电解质和酸碱失衡。

（8）对症治疗　预防肺水肿、肺部感染、急性肾功能衰竭等并发症。同时注意处理淹溺并发症，如脊柱损伤、脑外伤等。

四、护理诊断

1. **清理呼吸道无效** 与呼吸道内残留液体或异物有关。
2. **体液量过多** 与血容量增加有关。
3. **意识障碍** 与低氧血症、脑缺氧、脑水肿有关。
4. **潜在并发症** 心律失常、心搏骤停、肺水肿、脑水肿、急性肾功能衰竭等。

五、护理措施

（一）急救护理

保持呼吸道通畅，高流量吸氧 对行气管插管、气管切开、机械辅助呼吸者，注意气道湿化护理，及时有效清除气道内分泌物，预防肺部感染，如痰液黏稠者可先滴入 3～5mL 生理盐水再吸痰；肺水肿患者应取半卧位，遵医嘱给氧并在湿化瓶中加入乙醇。

（二）一般护理

1. **环境** 迅速将患者安置于抢救室内，脱下湿衣裤。

2. **复温护理** 复温速度要稳定，措施应安全。低温患者应加快复温速度。措施包括以下两种。

（1）**主动复温** 用热水袋、电热毯等进行体外复温，有条件者可采用体内复温法，如加温静脉输液、加温加湿给氧等。

（2）**被动复温** 提高病室环境温度和覆盖衣被等。

（三）病情观察

严密监测患者生命体征，注意患者神志、呼吸的变化；观察患者有无咳痰及痰液的颜色、性质；注意监测尿液的颜色、量、性质，观察有无急性肾功能衰竭及溶血。

（四）用药护理

淡水淹溺可遵医嘱选用3%高渗盐水500mL静脉滴入，应严控补液速度，从小量、低速开始，避免短时间输注大量液体，加重血液稀释程度，适量补充氯化钠溶液、浓缩血浆和白蛋白。海水淹溺者给予5%葡萄糖溶液500～1000mL或低分子右旋糖酐、血浆，严格控制氯化钠溶液，注意纠正高血钾及酸中毒。

（五）对症护理

1. 昏迷者将舌牵出，以防舌后坠阻塞呼吸道。给予氧气吸入及应用呼吸兴奋剂，必要时呼吸机辅助呼吸。

2. 建立静脉通道，酌情补液，注意水、电解质及酸碱平衡，并进行血流动力学监测。

3. 出现抽搐及心律失常者，应绝对卧床休息，保持室内安静。

4. 留置导尿管，监测尿量及尿液颜色性质。

（六）心理护理

应给予较多时间陪伴患者，向患者解释治疗措施和目的，使其能积极配合治疗，树立战胜疾病的信心。对于自杀淹溺的患者应尊重患者的隐私权，注意引导患者正确对待人生、事业及他人。保持心理反应的适度，防止心理反应的失常，同时做好其家属的思想工作，消除患者的自杀念头。

（七）健康教育

1. 在水域、污水池等区域做好标识工作，提醒路人谨防落入。公共泳场必须设置深、浅水域的醒目标志；天然泳场应清除杂草、淤泥，填平泥坑等，以消除隐患；设置救生员、救生设备。

2. 老人、婴幼儿、残疾人在海边、泳池、水池区域需有人陪同。熟悉水性者在游泳前不宜进食，避免酒后下水游泳，并在泳区指定范围内活动。

3. 加强宣传游泳安全知识；利用多种途径宣传水中自救方法，提高自救率；向公众普及水中救援知识，避免因救助他人发生意外；水下作业人员严格遵守水下操作规程。

4. 向公众普及、培训心肺复苏术等急救技能。

项目三　电击伤

【学习目标】

1. 掌握电击伤的现场救护要点及护理措施。

2. 熟悉电击伤的护理评估。

3. 了解电击伤的发病机制。

电流通过人体所引起的损伤统称为电损伤，其中，电击伤是指一定量的电流或电能量（静电）通过人体，引起组织不同程度的损伤或器官功能障碍，甚至死亡等情况。人体是一种良好的导电体，触电时即成为电路的一部分，电流通过入口迅速向人体内邻近组织扩散导电，可致细胞内外离子平衡失调，并产生电流、电渗、电热等一系列反应，从而导致组织器官的损害。

一、病因及发病机制

（一）病因

电击伤常见原因是人体直接接触电源，或在高压电和超高压电场中，电流或静电电荷经空气或其他介质电击人体。意外电击常发生于违反用电操作规程者。风暴、地震、火灾使电线断裂也可使人体意外触电，雷击常见于农村旷野。

（二）发病机制

人体是一个导电体，在接触电流时，即成为电路中的一部分。电损伤对人体的危害与接触电压高低、电流强弱、直流电或交流电、频率高低、通电时间、接触部位、电流方向和所在环境的气象条件都有密切关系。低电压和高电压都可使器官的生物电节律周期发生障碍，15～150Hz 的低频交流电危害性较高频交流电为大，尤其是每秒钟为 50～60Hz 时，易落在心肌易损期，从而引起心室颤动。电流具有使肌细胞膜除极的作用，引起肌肉强烈收缩，交流电有使肌肉持续抽搐的作用，能"黏住"接触者，使其不能脱离开电流，故交流电的危害性较直流电为大。中枢神经系统即使接触小于 100mA 的电流，也可引起神经传导阻断，如累及脑干，呼吸、心搏迅速停止。

电流能量可转化为热量，使局部组织温度升高，引起灼伤。高压电可使局部组织温度高达 2000～4000℃。闪电为一种直流电，电压为 300 万～20000 万 V，电流在 2000～3000A。在闪电一瞬间的温度极高，可迅速使组织"炭化"。人体肌肉、脂肪和肌腱等深部软组织的电阻较皮肤和骨髓为小，极易被电热灼伤，且常伴有小营养血管闭塞，引起组织缺血。肌肉和肌腱受电灼伤后，局部水肿，压迫血管，使远端组织缺血、坏死。

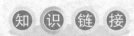

触电方式

1. **单向触电** 最常见的一种触电方式。是指当人体接触一相电线，电流经人体到地面或其他接地物体，形成回流。

2. **双相触电** 最危险的一种触电方式。人体同时与两相导线接触时，电流由一相导线通过人体流至另一相导线。

3. **跨步电压触电** 当高压电线断落，在接地处形成强故障电流，电流在距离接地点20米以内的地面形成电压差，当人体接近落地点时，两足间形成电压差，称为跨步电压。此时，电流从靠近接地点的一脚流向远离接触点的一脚，使人触电，若电流流经心脏，可造成伤亡。

4. **弧光触电** 人体过于接近高压电网，虽然未直接接触，但高电压可击穿电体与人体间的绝缘空气，产生电弧，将人体烧伤，严重时可致死。

二、 护理评估

（一）健康史

具有直接或间接接触带电物体或雷击、接近超高压电网的病史。

（二）临床表现

电击表现为多系统损伤，主要表现为休克和局部的热损伤。

1. **全身表现** 触电后，轻者可出现惊慌、呆滞表情，面色苍白，四肢软弱，头晕，心跳呼吸加快，痛性肌肉收缩，敏感者可出现晕厥、短暂意识丧失，一般可自行恢复；重症患者可出现神志不清、呼吸节律的改变、心率加快、心律不齐，甚至室颤和呼吸暂停，患者处于"假死"状态，如不及时复苏可发生死亡。电流直接损伤肾脏和肌肉时，可产生蛋白尿，损伤肾小管导致急性肾功能衰竭。电击导致肌肉剧烈收缩也可致骨折和关节脱位。

2. **局部表现** 局部症状的轻重与电流强度相关。

（1）**低压电引起的电烧伤** 电烧伤常见于电流进入点和流出点，损伤范围通常较小，一般为直径 2cm 左右的圆形或椭圆形皮肤损伤，边缘整齐，呈黄色、褐色或灰白色的干燥创面，偶可见水疱形成，与正常皮肤分界清楚，一般不累及内脏。

（2）**高压电引起的电烧伤** 致残率高达 35% ~ 60%，伤口具有以下特点：烧伤面积不大，但可深达肌肉、血管、神经和骨骼，具有"口小底大，外浅内深"的特征；有一处进口和多处出口；肌肉组织常呈夹心性坏死；电流可造成血管壁变性、坏死或血管栓塞，引起继发性出血或组织的继发性坏死。

（三）实验室及其他辅助检查

1. **实验室检查** 尿液分析可出现肌红蛋白尿及血红蛋白尿；心肌酶学检查可出现 CPK（肌酸磷酸激酶）及其同工酶（CK-MB）、LDH（乳酸脱氢酶）、ALT（丙氨酸转氨酶）活性增高。

2. **心电图检查** 心室颤动是低压电击后常见的表现，也是致死的主要原因。可出现传导阻滞或房性、室性早搏等心律失常。

三、 救治措施

急救原则：迅速切断电源，脱离危险区，对心跳、呼吸停止者实施心肺复苏，尽快入院处理各种并发症，妥善处理伤处。

（一）现场急救

1. **迅速脱离电源** 根据现场环境和条件，争分夺秒地用最安全的方法切断电源或者使患者脱离电场，常用方法如下：

（1）关闭电闸。

（2）挑开电线　用干燥木棍等绝缘物挑开电线，并且固定妥当，防止再次损伤。

（3）斩断电线　如果是在野外或者远离电擎及存在电磁效应的触电现场，不便接触患者或者无法挑开电线，则用带干燥木柄的斧、锤子、钳子等斩断电线，并且妥善处理断端。

（4）拉开触电者　如患者俯卧于漏电处，无法采取上述方法，则可使用绝缘棍棒或者绝缘绳子将患者拨离或者拉离现场。

在整个急救过程中，急救者应注意自身安全，做好自我防护，并且尽量避免给患者再次造成不必要的损伤。

2. 立即实施心肺复苏　对呼吸心跳停止者，立即实施心肺复苏，以减少并发症和后遗症，并迅速转医院治疗。

（二）院内急救

1. 维持有效呼吸　清除呼吸道内分泌物，重症患者尽早做气管插管，给予呼吸机正压吸氧。

2. 心电监护及纠正心律失常　触电易引起心肌损伤，发生心律失常，严重时出现心室颤动，应当实施心电监护。若患者出现心室颤动，立即行除颤，既可采用胸外电除颤，也可使用利多卡因、盐酸肾上腺素等药物除颤。

3. 创面处理　电烧伤创面应用消毒无菌液冲洗后以无菌敷料包扎。局部坏死组织如与周围健康组织分界清楚，应在伤后 3～6 天及时切除焦痂。如皮肤缺损较大，则待植皮治疗。必要时应用抗生素及预防破伤风。

4. 筋膜松解术和截肢　肢体受高压电热灼伤，大块软组织灼伤引起的局部水肿和小血管内血栓形成，灼伤部位远端肢体易发生缺血性坏死，因此需做筋膜松解术，以改善远端血供，肢端坏死者可截肢。

5. 其他对症处理　预防感染，纠正水和电解质紊乱，预防肺水肿和急性肾功能衰竭。

四、护理诊断

1. **皮肤完整性受损**　与电击致皮肤炭化有关。

2. **疼痛**　与伤后皮肤受损有关。

3. **焦虑**　与担心电击伤后肢体残疾有关。

4. **知识缺乏**　缺乏电击伤相关知识。

5. **潜在并发症**　心跳呼吸骤停。

五、护理措施

（一）一般护理

1. 保持呼吸道通畅，遵医嘱给予高浓度氧气吸入。

2. 做好生活护理及基础护理，对放置冰袋的患者做好皮肤护理，防止冻伤。

（二）病情观察

1. 严密观察生命体征　定时测量呼吸、脉搏、血压及体温，准确记录尿量。复苏后患者尤其应仔细检查心率及心律，判断有无心律失常。注意呼吸频率，判断有无呼吸抑制及因喉部痉挛引起的窒息发生，并随时做好心肺复苏的抢救配合。

2. 注意患者的神志变化　对电击后精神兴奋症状者应严密监测其行动，避免发生意外。对神志不清者，应防止坠床。

3. 注意观察患者局部伤口出血等情况及有无其他合并伤存在。

（三）用药护理

对有皮肤电烧伤的患者，应注意观察受伤部位皮肤血运并协助医生进行伤口换药，保持局部伤口敷料的清洁、干燥，防止脱落。

（四）心理护理

做好心理护理，减轻患者焦虑、恐惧等不良情绪。

（五）健康教育

1. 注意用电安全，做好防护知识宣教。

2. 大力宣传被电击后切断电源的方法，以免加重电击伤。

复习思考

1. 中暑中最严重的类型是（　　　）

　A. 轻症中暑　　　　　B. 热射病　　　　　C. 热痉挛

　D. 热衰竭　　　　　　E. 以上都不对

2. 评估淹溺者的循环情况时常检查（　　　）

　A. 颈动脉　　　　　　B. 股动脉　　　　　C. 桡动脉

　D. 正中静脉　　　　　E. 股静脉

3. 如果发现有人触电，正确的急救措施是（　　　）

　A. 迅速用手拉被电人，使他离开电线

　B. 用铁棒把人和电源分开

　C. 用湿木棒将人和电源分开

D. 迅速拉开电闸、切断电源

E. 用木棒挑开电线

4. 下列关于高电压电击伤表现的叙述，错误的是（　　）

　　A. 伤面面积大，伤口深

　　B. 有一处进口和多处出口

　　C. 电流可造成血管壁变性坏死或血管栓塞

　　D. 可引起继发性出血或组织的继发性坏死

　　E. 电击伤的致残率高达 35% ~60%

5. 热痉挛患者，肌肉痉挛最好发的部位是（　　）

　　A. 四肢肌肉　　　　　　B. 咀嚼肌　　　　　　C. 腹直肌

　　D. 腓肠肌　　　　　　　E. 呼吸肌

扫一扫，知答案

扫一扫，看课件

模块八

器官功能衰竭救护

【学习目标】

1. 掌握急性心力衰竭、急性呼吸衰竭、急性肾功能衰竭、急性肝功能衰竭、多器官功能障碍综合征的护理评估，并能提出切实可行的护理诊断及护理措施。

2. 熟悉急性心力衰竭、急性呼吸衰竭、急性肾功能衰竭、急性肝功能衰竭、多器官功能障碍综合征的救治要点。

3. 了解急性心力衰竭、急性呼吸衰竭、急性肾功能衰竭、急性肝功能衰竭、多器官功能障碍综合征的病因及发病机制。

项目一　急性心力衰竭患者救护

急性心力衰竭（acute heart failure，AHF）是由急性心脏病变引起心排血量显著、急骤降低导致的组织器官灌注不足和急性淤血综合征。根据解剖部位，急性心力衰竭分为急性左心衰竭和急性右心衰竭。临床上，急性左心衰竭较为常见，突出表现为急性肺水肿，病情凶险，须立即抢救。本节主要讲述急性左心衰竭。

一、病因及发病机制

（一）病因

1. **急性弥漫性心肌损害**　见于急性广泛性心肌梗死或心肌缺血、急性弥漫性心肌炎。

2. **急性左室前负荷增加**　见于急性瓣膜穿孔、静脉输血、输液过多过快等。

3. **急性左室后负荷增加**　见于严重高血压、主动脉瓣狭窄、梗阻性肥厚型心肌病。

4. **急性机械性排血受阻**　见于严重二尖瓣狭窄伴心室率过快。

（二）发病机制

由于左心室排血量急剧下降，导致左心室舒张末压迅速增加，肺静脉回流不畅，肺静脉及毛细血管压力随之明显增高，致使血液漏入肺组织间隙，表现为急性肺水肿或肺淤血。由于左心室排血量急剧下降，不能满足机体对氧和代谢的需要，临床表现为低血压甚至心源性休克。

二、护理评估

（一）健康史

评估患者发病的原因，是否有环境气候急剧变化、呼吸道感染、心律失常、洋地黄应用过量、不恰当使用利尿剂、过度劳累、情绪激动、精神紧张等诱发因素。

（二）临床表现

1. **急性肺水肿** 患者表现为突然出现的呼吸困难，端坐呼吸，频率加快，面色苍白，口唇发绀，大汗淋漓和皮肤湿冷，频繁咳嗽，咳大量白色或粉红色泡沫样痰。双肺满布湿啰音和哮鸣音，心率增快，肺动脉瓣区第二心音亢进，心尖部第一心音低钝，可闻及收缩期杂音和舒张期奔马律。

2. **心排血量降低** 疾病早期因交感神经兴奋可使血压升高，随病情加重患者出现血压降低，周围末梢循环差，皮肤湿冷，因脑、肾等器官缺血、缺氧，患者出现少尿、烦躁不安、意识模糊，甚至休克的症状。

（三）实验室检查及其他检查

根据病情需要可行 X 线检查、心电图检查、动脉血气分析、超声心动图等检查。

三、救治措施

（一）紧急救治原则

急救原则为减轻心脏负荷，增加心肌收缩力，解除支气管痉挛及祛除诱因，并针对病因治疗。

（二）药物治疗

1. **镇静** 给予吗啡 3~5mg 皮下或静脉缓慢推注，必要时每隔 15 分钟可重复使用，共 2~3 次。已有呼吸抑制者或慢性肺病者应禁止使用，低血压者应避免静脉用药。

2. **利尿** 静脉给予作用快而强的利尿剂，如呋塞米 20~40mg，10 分钟内即可起效。通过快速利尿，扩张静脉而减少循环血容量。

3. **血管扩张剂** 可均衡扩张动、静脉，同时降低心脏的前、后负荷。临床首选硝酸甘油，硝酸酯类药物主要作用在较大静脉，可以增加血管床容积，减少回心血量。未建立静脉通道时可舌下含化硝酸甘油 0.3~0.6mg，静脉滴注时，应缓慢增加剂量，每次增加

5～10μg，维持收缩压在100mmHg左右，高血压者降压幅度以不超过80mmHg为宜。还可以使用酚妥拉明、硝普钠等药物，以扩张动脉，降低外周血管阻力，减轻心脏后负荷。

4. **氨茶碱** 可以减轻支气管痉挛，具有扩张外周血管和强心利尿的作用，一般以0.25g稀释后缓慢静脉注射。

5. **强心药** 对于心房颤动伴快速心室率或已知有心室扩大伴心室收缩功能不全者，可使用毛花苷 C 0.4～0.8mg 静脉推注，2 小时后可再次注射 0.2～0.4mg。注意观察有无恶心、呕吐、心律失常、黄绿视等洋地黄中毒症状。

四、 护理诊断

1. **气体交换受损** 与肺循环淤血及肺部感染有关。

2. **心输出量减少** 与心脏负荷过重有关。

3. **体液过多** 与静脉系统淤血致毛细血管压增高有关。

4. **活动无耐力** 与心输出量减少，组织缺血缺氧有关。

5. **知识缺乏** 对疾病与治疗缺少了解有关。

6. **焦虑** 与对治疗及预后缺乏信心有关。

7. **潜在并发症** 心源性休克、呼吸道感染、下肢静脉血栓形成。

五、 护理措施

（一） 一般护理

1. **体位** 绝对卧床，采取坐位或半坐位，必要时可轮流结扎四肢。同时加强保护，防止坠床。保持呼吸道通畅，及时清除呼吸道分泌物。

2. **有效给氧** 根据病情选择合适的给氧方法，注意保持鼻导管的通畅。

（1）鼻导管或面罩给氧 高流量 6～8L/min，供氧浓度为 40%，加用 20%～30% 乙醇湿化，降低肺泡泡沫表面张力，改善通气。如通过上述给氧方法，PaO_2 仍低于 60mmHg 时应采用机械通气治疗。

（2）机械通气辅助治疗 对病情特别严重的患者，如条件允许，做好采用面罩呼吸机持续加压（CPAP）或双水平气道正压（BiPAP）给氧。

（二） 病情观察

严密监测生命体征、呼吸困难程度、咳嗽、咳痰及肺内啰音情况，当患者出现血压下降，心率增快时应警惕心源性休克的发生。观察患者有无脑供血不足、缺氧及二氧化碳增高所致的头晕、烦躁、反应迟钝、嗜睡等症状，特别是使用吗啡时应注意观察神志及有无呼吸抑制情况。

（三）用药护理

使用吗啡要密切观察呼吸变化。使用利尿剂时，应记录出入量，并注意电解质问题，利尿剂应用时间较长的患者要补充多种维生素和微量元素，以避免低钠血症。应用血管扩张剂要控制输液速度，并监测血压，防止低血压；使用硝普钠时应避光，并现配现用。洋地黄类药物中毒可引起胃肠道反应、黄视或绿视，以及复视、神经系统症状，应严密观察，若出现中毒反应，则立即停用。

（四）对症护理

在抢救急性心力衰竭的同时，应积极寻找并尽力消除病因和诱发因素。用力排便和排尿是诱发或加重心力衰竭的常见原因，要给予高纤维饮食，必要时服用缓泻剂。对前列腺肥大引起排尿不畅者，放置导尿管。

（五）心理护理

急性心力衰竭发作时的窒息和濒死感，常使患者感到极度的恐惧和焦虑。在抢救过程中，鼓励患者说出内心感受，适时安慰患者取得患者与家属的配合。

（六）健康指导

1. 生活指导　养成良好的作息习惯，急性期禁止运动，恢复期适当运动，保持充足的睡眠。气候寒冷时要注意保暖，防止上呼吸道感染，减少发作诱因。合理膳食，宜摄入低盐、富含维生素及蛋白质饮食，不宜过饱。保持大便通畅，戒烟酒。

2. 疾病知识指导　教会患者自我监测体重可早期发现液体潴留，要求在晨起小便后未进食水的情况下测量。如患者体重连续 3 天增加 1kg，提示可能发生液体潴留。恢复期患者应坚持服用强心剂、利尿剂，教会患者掌握正确的服药方法、副作用及注意事项等。教会患者自测脉率，若脉率增快、节律改变并出现厌食、色视，应警惕洋地黄毒性反应，需及时就医。休养期间如有不适及时就诊，并定期复查。

项目二　急性呼吸衰竭患者救护

急性呼吸衰竭（acute respiratory failure）是指由于各种原因引起的肺通气和（或）换气功能严重阻碍，以致不能进行有效的气体交换，导致缺氧和（或）二氧化碳潴留，从而引起一系列生理功能和代谢功能紊乱的临床综合征。因发病迅速，机体往往来不及代偿，若抢救不及时会危及患者生命，是最常见的器官衰竭之一。

一、病因及发病机制

（一）病因

1. 中枢神经系统疾患　急性脑炎、脑外伤、脑出血、脑梗死、脑肿瘤等。

2. **周围神经传导系统及肌肉疾患** 脊髓灰质炎、重症肌无力、颈椎外伤、有机磷农药中毒等。

3. **胸部疾患** 胸外伤、血气胸、手术损伤、急剧增加的胸腔积液等。

4. **气道阻塞** 气道肿瘤、上呼吸道异物、分泌物及咽喉、会厌、气管炎症和水肿等。

5. **肺部疾患** 肺水肿、急性阻塞性肺疾患、哮喘持续状态、严重细支气管和肺部炎症、特发性肺纤维化等。

6. **心血管疾患** 各类心脏病所致的心力衰竭、肺栓塞、严重心律失常等。

7. **其他疾患** 电击、溺水、一氧化碳中毒、安眠药中毒、严重贫血、尿毒症、代谢性酸中毒或吸入有害气体。

（二）发病机制

本病与肺泡通气不足、通气/血流比值失调（V/Q）、弥散障碍有关。

二、护理评估

（一）健康史

评估患者有无严重感染、严重创伤及是否存在气道阻塞性疾病、肺组织病变、胸廓病变和神经肌肉病变等引发急性呼吸衰竭的因素，了解患者周围环境是否存在有害气体的刺激。

（二）临床表现

1. **呼吸系统** 表现为急性呼吸困难和发绀。呼吸频率明显加快，为 28～34 次/分，吸气性呼吸困难明显伴三凹征。中枢性呼吸衰竭表现为潮式呼吸或叹息样呼吸。发绀程度取决于血红蛋白含量及缺氧、心功能受损的程度。

2. **循环系统** 早期轻度缺氧可使心率加快，心排血量增加，收缩压升高。若合并二氧化碳潴留可引起周围循环衰竭。后期出现心肌收缩力下降、心律失常，甚至休克。

3. **神经系统** 表现为烦躁不安、神志恍惚、表情淡漠、嗜睡甚至昏迷。

4. **消化系统** 肝脏淤血肿大，肝细胞坏死。消化道黏膜可因缺氧、二氧化碳潴留和酸中毒而出现充血、糜烂而导致消化道出血。

（三）实验室检查

1. **血气分析** 应尽早进行，以明确呼吸衰竭的程度、类型、代偿情况，以及酸碱平衡障碍的程度与类型。

2. **电解质测定** 呼吸性酸中毒合并代谢性酸中毒时，常伴有高钾血症，应注意血钾水平。

3. **床旁 X 线检查** ARDS、间质性肺炎、肺水肿显示为弥漫性肺浸润影，重症肺炎、肺不张呈现局限性肺浸润影。

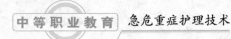

三、 救治措施

（一） 保持呼吸道通畅

1. 及时清除呼吸道分泌物　口服或雾化吸入祛痰药以稀释痰液，适当补充液体，使痰液稀释，保持气道的湿化，及时清除口腔、鼻咽部及支气管的分泌物，对于咳痰无力、神志不清、分泌物黏稠不易咳出者应立即进行机械吸痰。

2. 缓解支气管痉挛　用氨茶碱等支气管解痉药，必要时给予肾上腺皮质激素。

3. 应用畅通气道辅助装置　昏迷患者可使用口咽通气道和鼻咽通气道，以保持气道通畅。

4. 必要时建立人工气道　可行气管插管或气管切开术。

（二） 氧疗

急性呼吸衰竭，需及时使用高浓度氧或纯氧，以缓解缺氧症状。但应注意吸氧浓度和持续时间，以避免常因长时间高浓度给氧而引起氧中毒。对于危重患者常规给氧无效时应机械通气供氧。

（三） 机械通气治疗

经氧疗及药物治疗无效时，应及时采用机械通气治疗。轻、中度急性呼吸衰竭患者，意识清醒的可采取鼻或口鼻面罩机械通气，出现昏迷并且气道有大量分泌物的重型患者，应及时建立人工气道行机械通气。

（四） 针对病因治疗

1. 治疗急性上呼吸道阻塞的关键是保持气道通畅，及时清除呼吸道分泌物。

2. 严重肺部感染和全身感染，在清除呼吸道分泌物的同时，根据痰培养和抗生素敏感试验的结果合理使用抗生素。

3. 哮喘持续状态，应给予支气管解痉药如氨茶碱和肾上腺皮质激素。

4. 心源性肺水肿患者应给予强心药、利尿药及血管活性药物的处理。

（五） 应用呼吸兴奋剂

对于中枢神经系统病变或麻醉剂使用过量导致的急性呼吸衰竭，使用呼吸兴奋剂的疗效较好。目前临床上最常用的呼吸兴奋剂是尼可刹米。

（六） 纠正水、电解质和酸碱平衡紊乱

通过改善通气及合理使用碱性药物，根据病情适时补充电解质。

（七） 防治并发症

保持水、电解质和酸碱平衡稳定，纠正休克和防治 DIC。

四、 护理诊断

1. 气体交换受损　与通气和换气功能障碍有关。

2. **清理呼吸道无效** 与呼吸道分泌物多而黏稠，咳嗽无力有关。

3. **营养失调** 与食欲下降，胃肠道淤血有关。

4. **焦虑/恐惧** 与环境改变及疾病预后不佳有关。

5. **知识缺乏** 与对疾病的病程和治疗不了解有关。

6. **活动无耐力** 与长期卧床、营养不良有关。

7. **有皮肤完整性受损的危险** 与长期卧床有关。

8. **潜在并发症** 水、电解质紊乱，上消化道出血等。

五、 护理措施

(一) 一般护理

患者宜单间病室，保持病室空气新鲜，温度、湿度适宜，室内备有抢救器材及药品，患者绝对卧床，取坐位或半卧位。清醒患者予高蛋白、高热量、高维生素易消化饮食。做好口腔、皮肤的护理，避免感染。

(二) 病情观察

严密监测患者生命体征、神志、面色、瞳孔、神经精神症状及尿量的变化，严格记录出入量，维持体液平衡。尤其注意呼吸频率、呼吸深度、呼吸困难的程度及使用辅助呼吸机的情况，通过肺部听诊评估有无异常呼吸音、有无咳嗽及能否有效地咳痰，并记录痰液的色、质、量。监测动脉血气分析值及血氧饱和度的变化，判断氧疗的效果。观察患者有无脑水肿、颅压增高、消化道出血或不明原因的出血等并发症。

(三) 用药护理

1. **呼吸兴奋剂** 使用时必须保持呼吸道通畅，给药速度不宜过快，用药后注意呼吸频率及神志变化，若出现恶心、呕吐、烦躁、面部抽搐等，应及时调整药量或停药。

2. **支气管扩张剂** 应用时注意观察患者有无头痛、头晕、心悸、手指颤抖等不良反应。茶碱类静滴时浓度不宜过高，速度不宜过快，以免引起心动过速、心律失常、血压下降，甚至突然死亡等中毒反应。

3. **糖皮质激素** 使用过程中应注意有无感染的加重、水钠潴留、血钾降低、溃疡病加重、消化道出血、结核复发、高血压及血糖升高等并发症，并采取相应预防措施。

4. **催眠药、镇静药** 如吗啡、地西泮等应禁用或慎用，以防止发生呼吸抑制。

(四) 对症护理

1. **营养支持** 呼吸衰竭患者呼吸做功增加，能量消耗较大，机体代谢处于负平衡状态。抢救时常规给予鼻饲高蛋白、高脂肪、低糖、富含多种维生素的流质饮食，必要时给予静脉高营养治疗。

2. **人工气道管理** 妥善固定导管，防止移位、滑脱或阻塞，注意呼吸道湿化，以免呼吸道分泌物干燥、黏稠，阻塞导管或排痰不畅，发生呼吸道和肺部感染。

3. 呼吸机床边监测　观察呼吸机是否正常运转，重点监测通气频率、潮气量、气道压力，如发现患者呼吸急促、烦躁不安、明显发绀、血压升高、心率加快等症状时，提示患者出现人机对抗，需及时予以纠正。

（五）心理护理

因发病突然，几乎所有患者都存在恐惧、焦虑的心理，甚至濒死感。医护人员应注意关注患者的神情变化，对患者及其家属要关心和体贴，给予恰当的心理疏导，稳定患者情绪，使其树立战胜疾病的信心。

（六）健康指导

1. 生活指导　增强体质，避免疲劳、情绪激动等不良因素刺激。急性期绝对卧床休息，勤翻身以防压疮，保证充足的睡眠。缓解期可坐起，逐渐增大活动范围。合理安排膳食，戒烟酒，保持大便通畅。

2. 疾病知识指导　指导患者采取家庭氧疗以改善低氧血症，提高患者生活质量，避免夜间低氧血症的发生。采用腹式呼吸和缩唇呼吸的方法进行呼吸功能锻炼。告知患者家属病情变化的征象，若有咳嗽剧烈、痰液增多、排痰困难、气促加重等情况应尽早就医。

项目三　急性肾功能衰竭患者救护

急性肾功能衰竭（acute renal failure，ARF）是由多种原因引起的肾功能在短期内（数小时或数天）急剧下降的临床综合征。主要表现为少尿、氮质血症及水、电解质和酸碱平衡失调。

一、病因及发病机制

（一）病因

1. 肾前性肾功能衰竭　各种原因引起的体液丧失，有效循环血量不足，休克、心排出量减少及严重的充血性心力衰竭而引起肾功能损害。

2. 肾后性肾功能衰竭　肾外尿路急性梗阻所致，如输尿管结石、肾乳头坏死组织堵塞等。

3. 肾实质性肾功能衰竭　各种原因直接或间接导致的肾实质病变，如急性肾小球肾炎、急性肾大血管病变、急性间质性肾炎、严重损伤和血流动力学改变等。

（二）发病机制

急性肾功能衰竭的发病机制有多种因素参与，至今尚未完全阐明，与肾血流动力学异常、细胞代谢障碍、肾小管损伤有关。

二、 护理评估

（一） 健康史

因急性肾功能衰竭的症状有时隐匿，有时进展迅速，仔细询问患者的病史，辨别致病因素，对于疾病的治疗和护理具有重要的意义。

（二） 临床表现

按病程演变分为少尿期、多尿期、恢复期三个阶段。

1. 少尿期　凡24小时尿量少于400mL称为少尿，24小时尿量少于100mL为无尿。少尿期一般持续5~7天，少尿期越长预后越差。由于尿量减少导致血肌酐和尿素氮升高，临床上可出现食欲不振、恶心、呕吐、腹泻、腹胀等消化系统表现；高血压、心衰、心律失常、心包炎等心血管系统表现；神志模糊、嗜睡、昏迷等神经系统表现；贫血、出血等血液系统表现。

2. 多尿期　尿量从少尿逐渐进行性增至正常量以上。此期持续1~3周，24小时尿量达3000~5000mL或更多，患者可能出现脱水、血压下降等。

3. 恢复期　肾功能恢复或基本恢复正常，尿量正常或正常偏多，随意饮食下尿素氮、肌酐值在正常范围。

（三） 实验室检查及其他检查

1. 血液检查　有贫血和出血倾向，血清肌酐及尿素氮逐日增高，血气分析示代谢性酸中毒。

2. 尿液检查　是急性肾功能衰竭的诊断和鉴别诊断的重要依据。尿液外观浑浊，尿色深，可有红、白细胞和管型、蛋白等。尿比重低而固定，多在1.014以下，尿钠含量增高，多在40~60mmol/L。

3. 肾影像学检查　腹部平片、超声波显像、逆行性和下行性肾盂造影、静脉造影、核素检查、CT及其他，均可以发现肾及输尿管的形态学变化，为病因诊断提供依据。

4. 肾活检　对急性肾功能衰竭诊断有疑问时，可帮助诊断并指导治疗。

三、 救治措施

（一） 对症治疗

积极纠正休克，补充血容量。对各种原因引起的休克，应快速采取措施，尽快补充血容量，使血压回升，保证肾脏血流量。消除肾血管痉挛，改善肾循环，临床上应用大剂量654-2，对防治急性肾功能衰竭有显著作用。应用甘露醇、呋塞米等利尿剂，可使肾小管内有大量的水分流速加快，将肾小管内细胞碎片及形成的管型被冲走，减少肾小管堵塞，因此早期应用可逆转急性肾功能衰竭。

（二）少尿期的治疗

1. 饮食控制　无盐、高糖、低蛋白饮食，同时保证足够的热量，禁食含钾高的食物。

2. 控制入量，保持水钠平衡　少尿期严格控制液体入量，采取"量出为入，宁少勿多"的原则。准确记录 24 小时出入量。

3. 纠正电解质平衡失调　控制高血钾，血钾大于 6.5mmol/L，出现心律失常时，缓慢静脉注射 10% 葡萄糖酸钙 20~30mL；应用排钾利尿剂如呋塞米、氢氯噻嗪等。还可采用血液透析或腹膜透析的方法，效果良好。引起抽搐症状时应补钙，一般可用 10% 葡萄糖酸钙静脉注射。一般应用有 5% 碳酸氢钠、11.2% 乳酸钠等碱性药物来纠正代谢性酸中毒。

4. 预防和控制感染　严格无菌操作，防止交叉感染。加强各种管路的护理及各项基础护理，合理使用抗生素，避免肾毒性。

5. 透析疗法　血尿素氮高于 25mmol/L，血肌酐高于 442μmol/L 或血钾高于 6.5mmol/L，出现水中毒现象，不能用碱液等一般措施改善酸中毒者，应采用血液透析或腹膜透析的治疗方法。

（三）多尿期的治疗

应尽量使过多的水分自行排出以维持水、电解质的平衡，24 小时尿量超过 1500mL 时应酌情补钾。多尿期患者往往身体虚弱，免疫力低下，容易发生感染，必须积极加以预防，逐渐增加优质蛋白质的摄入，贫血严重者可输血。

（四）恢复期的治疗

患者进入恢复期，应给予高蛋白、高糖、高维生素饮食，以纠正蛋白质的负平衡。此外，应逐渐增加活动量，以促进全身各器官功能的恢复。避免使用对肾脏有害的药物。

四、护理诊断

1. 体液过多　与低蛋白血症及肾小球滤过功能受损有关。

2. 感染　与机体抵抗力差有关。

3. 营养失调，低于机体需要量　与大量蛋白丢失、食欲减退有关。

4. 有皮肤完整性受损的危险　与皮肤高度水肿、抵抗力降低有关。

5. 焦虑或恐惧　与疾病发展过快、缺乏疾病相关知识有关。

6. 活动无耐力　与体液过多、心脏负荷过重有关。

7. 有出血的危险　与透析中使用抗凝剂及股静脉置管有关。

8. 潜在并发症　感染、消化道出血、高血压、心力衰竭等。

五、护理措施

（一）一般护理

少尿期应绝对卧床休息，注意肢体功能锻炼；饮食得当；有恐惧心理者，护士应以关心、安慰为主，多给予鼓励。多尿期以安静卧床休息为主，供给足够热量和维生素，适当补钾。恢复期鼓励患者逐渐恢复活动，防止肌肉无力；给予高热量、高蛋白饮食。

（二）病情观察

密切监测血压、呼吸、尿量变化，观察全身水肿情况，警惕心力衰竭、高血压脑病等严重并发症。每小时测 1 次尿比重，详细记录 24 小时出入量，并密切监测体重、血压和中心静脉压、心电图的变化。定期监测电解质和肾功能，谨防血钾升高。血液透析患者应观察有无热源反应、头痛、呕吐、肌肉痉挛和过敏反应等现象；血液和透析液的颜色是否正常，有无血液分层或凝血现象。同时监测生命体征的变化，检查透析装置各部件运行是否正常。

（三）用药护理

遵医嘱给药，避免使用肾毒性药物。如早期治疗应用甘露醇进行利尿时，应注意甘露醇具有肾毒性，大剂量应用可导致急性肾功能衰竭，故不宜常规使用。

（四）对症护理

水肿患者应保持皮肤清洁，按时翻身、按摩肢体受压部位，避免皮肤受损，预防压疮的发生。出现嗜睡、肌张力低下、心律失常、恶心、呕吐等高血钾表现时，应立即建立静脉通路，备好应急药品，必要时进行血液透析治疗。透析疗法的患者应密切观察，发现异常及时处理。避免在造瘘肢体测血压、静脉穿刺、输液、输血等。透析后 8 小时内尽量避免各种穿刺和注射。

（五）心理护理

急性肾功能衰竭患者常因病情危重、不了解病情而产生恐惧心理，高额的透析费用也会使患者因经济压力等产生焦虑、急躁的情绪。因此，应了解患者的心理状态，对其多加关心及安慰，为其讲解疾病的有关知识，使其正确对待疾病，树立战胜疾病的信心，积极配合治疗。

（六）健康指导

1. 生活指导　急性期应卧床休息，降低新陈代谢率，以减轻肾脏负担。病情好转时，可逐渐增加活动量。严格控制出入量，限制钾、钠、镁、磷的摄入。

2. 疾病知识指导　少尿期患者应严格限制液体入量，保持口腔及皮肤清洁。多尿期做好保护性隔离，保持室内空气清新，避免与易感人群接触，预防交叉感染。恢复期避免劳累和一切加重肾脏负担的因素，遵医嘱用药。告知患者和家属如有不适，及时复诊。

项目四　急性肝功能衰竭患者救护

急性肝功能衰竭（acute liver failure，ALF）是各种原因引起的肝细胞大量坏死或严重的肝细胞功能损害，导致肝功能迅速恶化的临床综合征。其主要临床特征是起病急、进展迅速，其表现除肝性脑病外，还有进行性加重的黄疸、严重的出血倾向、急性肾功能衰竭、代谢紊乱等表现。

一、病因及发病机制

（一）病因

1. **病毒感染**　中国 85% ~ 90% 的急性肝功能衰竭是由急性病毒性肝炎所致，以急性乙型肝炎最常见。

2. **急性中毒**　常见毒物如磷、锑、氯仿、鱼胆中毒等。

3. **药物**　抗结核药、抗抑郁药、非甾体类抗炎药和抗癌药易引起急性肝功能衰竭。

4. **缺血**　急性循环衰竭，如休克、急性心力衰竭或门静脉血栓等都可导致肝细胞缺血坏死。肝癌肝动脉栓塞治疗也可引起急性肝功能衰竭。

（二）发病机制

1. **直接损伤**　病毒性肝炎直接引起肝细胞广泛变性、坏死。药物、毒物可产生直接的肝细胞毒性，能使细胞膜损伤，线粒体功能失调，细胞内电离子活动失衡，最终导致细胞坏死溶解。

2. **免疫介导损伤**　细胞因子与效应细胞共同作用，诱导和参与炎症反应，过度的严症反应产生细胞毒性，使氧自由基损伤，同时引起细胞凋亡，最终导致肝细胞溶解坏死。

二、护理评估

（一）健康史

评估患者是否有病毒性肝炎，抗结核药、抗抑郁药、非甾体类抗炎药和抗癌药等药物服用史及毒物接触史等。

（二）临床表现

早期表现有恶心、呕吐、腹痛和腹水等症状，为非特异性，容易误诊，随后出现黄疸、凝血功能障碍、酸碱中毒、低血糖和昏迷等症状。

1. **肝性脑病**　根据症状的轻重，临床上分为 4 期。I 期（前驱期）出现轻度行为异常和性格改变；II 期（昏迷前期）以意识错乱、睡眠障碍、行为失常为主；III 期（昏睡期）出现昏睡和精神错乱为主；IV 期（昏迷期）患者神智完全丧失、不能被唤醒，各期之间往往没有明确的界限。扑翼样震颤是肝性脑病患者的特征性表现，昏迷后各种反射减弱或消失。

2. **黄疸**　在短期内迅速加深，同时有出血性倾向及凝血酶原时间延长、转氨酶升高等肝功能严重损害的其他表现。若黄疸持续 2 ~ 3 周，则提示病情严重。

3. **出血**　因肝脏功能障碍，血浆内由肝脏合成的凝血因子降低，凝血酶原时间明显延长。患者发生不同程度的出血，可表现为皮肤与黏膜的出血和瘀斑、鼻出血、便血及呕血。

4. 肝肾综合征　表现为少尿或无尿，进而出现氮质血症、酸中毒和高钾血症。

5. 水、电解质及酸碱平衡失调　可出现低血钠、低血钙、低血镁、低血钾及呼吸性、代谢性酸碱中毒等，以呼吸性酸中毒和低钾血症最为常见。

6. 其他　如腹水、呼吸衰竭、低血压、心律失常、继发感染等。

（三）实验室检查

1. 血液检查　血常规检查可见白细胞升高，血小板降低。凝血酶原活动度活化部分凝血活酶时间及出血时间均延长。

2. 生化检查　血清胆红素升高，ALT、AST 轻度或显著升高，可高至正常的 30 倍以上，血氨可作为估测预后的重要标准，血氨大于 2000mL 表示预后较差。

3. 血气分析　定期监测，明确酸碱失衡的类型，并及时纠正。

4. 病毒性肝炎的病因检查　肝炎系列检查以明确病因。

5. 影像学检查　观察肝脏的大小，有无肝萎缩。

三、 救治措施

（一）支持治疗

绝对卧床休息，给予低脂、低蛋白、高碳水化合物饮食，保证供给足够的热量（每日 25~35kcal/kg）和维生素，适当补充新鲜血浆和凝血因子、白蛋白，以提高胶体渗透压，补充凝血因子，纠正水、电解质及酸碱失衡。

（二）保肝治疗

应用细胞活性药物、胰岛素-胰高血糖素疗法、促肝细胞生长素、前列腺素 E 等药物治疗。

（三）对症治疗

1. 肝性脑病

（1）减少肠道氨的产生和吸收　生理盐水清洁灌肠，白醋 30~50mL 保留灌肠。33%硫酸镁 30~60mL/d 或甘露醇 25~50g/d 导泻。

（2）口服给药　乳果糖每日 30~60g，分 3 次口服；甲硝唑 0.2g，每日 4 次，以消除肠道有害菌。

（3）促进毒物代谢　临床常用谷氨酸钠、谷氨酸钾、精氨酸。每日谷氨酸钠 60~80mL，谷氨酸钾 20mL，根据血钠、血钾情况调节具体用量，并同时补充 ATP 和镁离子。

（4）纠正氨基酸谱紊乱　支链氨基酸 500mL，每日静滴。

2. 脑水肿　20% 的甘露醇 250mL，每 6~8 小时一次快速静滴，或与呋塞米 20~40mg 交替。

3. 感染　应根据病原体检测及药敏试验结果合理使用抗生素。

4. **出血** 一般肝病出血可用足量维生素 K_1，根据医嘱输新鲜血或新鲜血浆，以补充凝血因子。输血过程中监测凝血时间及凝血酶原时间。合并 DIC 时，早期开始肝素治疗，每日 50～100mg，继发纤溶亢进时加用抗纤溶药物。

5. **肝肾综合征** 按急性肾功能衰竭治疗。

（四）其他

通过血液净化治疗，减轻对机体的影响。如肝细胞破坏广泛，或为终末期肝病，可进行肝移植。

四、护理诊断

1. **营养失调，低于机体需要量** 与肝功能下降引起的食欲减退、消化吸收障碍有关。

2. **活动无耐力** 与长期卧床、营养失调及患者意识障碍有关。

3. **有感染的危险** 与免疫力低下有关。

4. **焦虑或恐惧** 与病情凶险、迁延不愈有关。

5. **有皮肤完整性受损的危险** 与肝功能下降、门静脉高压引起的水钠潴留有关。

6. **潜在并发症** 肝性脑病、出血、肾功能衰竭。

五、护理措施

（一）一般护理

患者应绝对卧床休息，注意安全防护，烦躁不安者应加床栏，适当约束，以防外伤。限制钠盐的摄入，有肝性脑病者鼻饲流食，保证每日营养供应。适当采取相应的隔离措施。

（二）病情观察

1. 及早发现肝昏迷。肝昏迷早期表现常不明显，应严密观察患者性格、情绪和行为的改变，以及有无扑翼样震颤等，及早发现先兆症状。

2. 昏迷期应注意观察角膜、吞咽、咳嗽等反射是否存在，以判断昏迷程度，并给予相应的护理。发现瞳孔、血压及呼吸异常时，立即报告医生。

3. 观察出血倾向、黄疸、腹水等临床症状有无加重，有无上消化道出血、感染等并发症的发生，一旦发现，应立即给予紧急处理。

（三）用药护理

对于少尿、无尿、肝肾综合征或有组织细胞大量坏死引起的高钾血症，忌用谷氨酸钾；对水肿严重、腹水及稀释性低钠血症者应尽量少用谷氨酸钠。精氨酸不宜与碱性药物配用。胰高糖素和胰岛素联合应用时，应随时监测血糖的水平，及时调整激素的用量。

（四）对症护理

上消化道大出血，应立即采取输液、输血、三腔二囊管局部压迫等止血措施，快速应用止血药物，及时清除胃内积血，避免因血块存积，细菌分解而产生大量的氨。出现肝昏迷时，则应迅速使用降血氨的药物，采取措施减少肠内毒物的生成和吸收。应用生理盐水或弱酸性溶液灌肠，使肠腔内 pH 值降低，减少氨的形成和吸收，增加氨的排泄，禁用肥皂水灌肠。

（五）心理护理

大部分患者长期受病痛的折磨，当病情加重时情绪处于消极状态，甚至产生悲观、绝望心理。护理人员应关心、安慰和鼓励患者，使其增强自信心，积极配合医疗及救护。

（六）健康指导

1. 生活指导 宜卧床休息，减少活动量。房间保持清洁，做好消毒隔离。告知家属注意加强对患者意识、行为的观察，并做好安全防护。

2. 疾病知识指导 由病毒性肝炎所致的肝功能衰竭者，应指导患者及家属做好消毒隔离工作，对家中其他家庭成员采取预防注射措施。嘱患者遵医嘱应用药物，切忌滥用药物，严禁使用损害肝脏的药物。告知患者和家属如有不适，及时复诊。

....

复习思考

1. 急性左心衰主要表现为（   ）

   A. 体循环淤血   B. 肺循环淤血   C. 颈静脉怒张

   D. 双下肢浮肿   E. 刺激性干咳

2. 诊断急性肺水肿最具有特征意义的依据是（   ）

   A. 严重的呼吸困难，发绀   B. 心尖部舒张早期奔马律

   C. 交替脉   D. 两肺干湿性啰音

   E. 严重呼吸困难伴咯粉红色泡沫样痰

3. 急性左心衰竭，高度呼吸困难，烦躁不安时立即给予（   ）

   A. 吸氧   B. 安定肌内注射   C. 吗啡皮下注射

   D. 氨茶碱静脉注射   E. 端坐位，两腿下垂以减少静脉回流

4. 三凹征最常见于（   ）

   A. 吸气性呼吸困难   B. 呼气性呼吸困难   C. 心源性呼吸困难

   D. 中毒性呼吸困难   E. 混合性呼吸困难

5. 急性呼吸衰竭，氧疗应采用（   ）

   A. 持续低流量吸氧   B. 间断低流量吸氧

   C. 持续中流量吸氧   D. 持续高流量吸氧

   E. 间断高流量吸氧

扫一扫，知答案

扫一扫，看课件

严重创伤救护

【学习目标】

1. 掌握创伤的概念、分类及病理生理过程；多发伤、复合伤的伤情评估、护理诊断、护理措施。

2. 熟悉创伤的评分系统。

3. 了解多发伤与复合伤的鉴别。

项目一　概　述

案例导入

患者，男性，50岁，施工中因房屋倒塌，被埋在泥土中1小时。救出后检查，双下肢严重肿胀，组织广泛缺血坏死，下腹部有1个手掌面积压痕，周围皮肤出现瘀斑，排尿1次为红茶色尿。

问题：此时的损伤多为何种伤？对患者的急救包括哪些方面？

随着工业、交通及生活节奏的飞速发展，致伤因素日渐多样化，创伤的发病率、致残率和死亡率均有增加趋势。创伤致死人数在我国每年超过20余万人，因此，开展创伤的预防、救治及护理成为急救医学、急救护理学的重要任务。

创伤（trauma）的含义有广义和狭义之分。广义上的"创伤"是指人体受到伤害，包括生理上和心理上的伤害。狭义的"创伤"指机械性致伤因素作用于人体所造成的机体组织结构完整性的破坏和功能障碍。如工伤事故、交通意外等导致的伤口、脏器破裂及出血、骨折和脱位等。

一、 创伤的分类

创伤在临床有多种分类方法,常见的有如下四种。

(一) 按致伤原因分类

按致伤原因,可分为刺伤、切割伤、挤压伤、火器伤、烧伤、冻伤、爆震伤、冲击伤等。明确致伤的因素,有利于评估伤后的病理变化。

(二) 按受伤后皮肤、黏膜完整性分类

按受伤后皮肤、黏膜的完整性,可分为闭合伤和开放伤。伤部皮肤、黏膜完整者称为闭合伤,如挫伤、扭伤、挤压伤、冲击伤等;伤部皮肤、黏膜破损者称为开放伤,如擦伤、刺伤、切割伤、裂伤、撕脱伤和火器伤等。

(三) 按受伤部位分类

按受伤部分,可分为颅脑伤、颌面部伤、颈部伤、胸部伤、腹部伤、骨盆伤、脊柱脊髓伤、四肢伤等。明确受伤部位有利于判断创伤可能涉及的软组织或脏器。

(四) 按伤情轻重分类

可对伤情进行计分量化,进行创伤分度,以供临床参考。

1. **轻伤** 指伤者局部软组织损伤,意识清楚,仍可坚持工作,无生命危险或只需小手术者。如无感染的软组织创伤、轻度撕裂伤等。

2. **重伤** 指一般无生命危险,生命体征稳定,但需严密观察病情变化,尽可能在伤后12小时内处理的创伤。如广泛软组织创伤、肢体挤压伤等。

3. **危重伤** 指随时有生命危险,需紧急处理的创伤。如:①收缩压<12.0kPa(90mmHg)、脉搏>120次/分、呼吸>30次/分或<12次/分;②头、颈、胸、腹或腹股沟部穿透伤;③意识丧失或意识不清;④腕或踝以上创伤性断肢;⑤连枷胸;⑥有两处或两处以上长骨骨折;⑦3m以上高空坠落伤。

二、 创伤的救护特点

(一) 病情紧急需及时救护

现代创伤具有突发性强、转变迅速、群体受伤、多发伤、复合伤等特点。致伤因子具有惊人的高能量,瞬间作用于人体可伤及多个部位或多个脏器,导致既有局部损伤,又有全身反应。严重创伤患者往往病情紧急,术前没有充足的时间了解病史和做足准备,初步检查后,须抓紧时间针对主要损伤及时处理,待病情稍稳定后再做进一步检查或全面检查。

(二) 病情危重救护难度大

严重创伤易并发血管损伤,导致急性血容量丢失,出现失血性休克。严重胸部损伤或

颅脑损伤，有时发展迅速，可因窒息、缺氧或脑疝而猝死。对严重创伤患者须强调早期生命支持，否则往往会丧失挽救生命的机会。现场急救及救护途中的早期、不间断的病情监测和急救处理，对救治成功和改善预后十分重要。

（三）病情复杂易误诊漏诊

严重创伤常为多发伤，多发伤的共同特点是受伤部位多、伤情复杂，明显外伤和隐蔽性外伤同时存在，开放伤和闭合伤同时存在，而且大多数伤者不能述说伤情。在多发伤的观察救护过程中，隐匿的潜在威胁极易被误诊和漏诊，直接影响救护的成功率。

（四）创伤后的损伤延迟表现严重

有些患者入院时仅仅诊断为某部位的单发创伤，但随着时间推移，有些迟发的创伤会逐渐表现出来，如延迟性脑硬膜下出血、脾包膜完整的脾脏破裂、空腔脏器的破裂等，均可在入院 24 小时内表现出来。因此，需对此保持高度警惕，对生命体征及病情变化应密切观察，并根据病情变化及时调整治疗方案。

（五）创伤后免疫能力低下

创伤后机体免疫功能紊乱，表现为免疫功能抑制或过度的炎症反应损害。创伤后机体一方面可因抗感染免疫功能受抑，易感染脓毒症；另一方面又可因过度的炎症反应导致全身炎症反应综合征。免疫功能障碍导致感染脓毒症及多器官功能障碍综合征的死亡，成为创伤后期患者死亡的主要原因。对创伤患者的救护应重视感染的预防和治疗。

（六）剧烈疼痛及心理护理

创伤后通常均伴有严重疼痛，骨、关节的损伤疼痛更为剧烈，患者表现出精神紧张、焦虑、恐惧等心理变化，剧烈疼痛和强烈的情绪变化对伤情的诊断治疗不利。此外，疼痛可导致休克，也易导致肺部并发症。在诊断明确的情况下，必须早期给予适当的镇痛处理，但以下情况镇痛需谨慎：①血流动力学不稳定；②呼吸抑制；③意识障碍。诊断未明确前通常禁用止痛药物以免掩盖病情。

（七）呕吐与误吸的护理

创伤患者处于高度应激状态，胃排空延迟甚至停滞，伤后的水、电解质紊乱也可导致患者恶心、呕吐，因此，防止误吸极为重要。

（八）创伤愈合类型

1. 一期愈合　伤口边缘整齐、严密、平滑、呈线状，两侧创缘对合严密，无感染发生，创伤内组织修复以原来的细胞组织层次为主，连接处仅有少量纤维组织。

2. 二期愈合　又称瘢痕愈合。伤口大，创缘不齐，创伤组织缺损多或发生化脓性感染，需肉芽组织充填伤口，纤维组织大量增殖，上皮逐渐覆盖或植皮后才能愈合，遗留明显的瘢痕挛缩或瘢痕增生，影响外观和功能。

项目二　多发伤及复合伤

一、多发伤

（一）概述

多发伤（multiple injury）是指在同一伤因的打击下，人体同时或相继有两个或两个以上解剖部位的组织或器官受到严重创伤，其中之一即使单独存在也可能危及生命。多发伤致伤因素复杂，致伤重，出血多。具体表现为：①多发性骨折、广泛性软组织伤；②同一器官有多处创伤；③同一体腔内有数个器官创伤；④同时存在两个或两个以上体腔创伤，各体腔也可能有几个器官受伤。

多发伤急救是一个连续的过程，包括现场急救、转送、抗休克、重要脏器的专科处理等，任何环节处理不当都会影响患者的生命安全。因此，一定要重视多发伤的现场救护、途中安全转运和急诊室救护。

（二）临床特点

多发伤具有以下特点：①损伤部位多；②伤情严重、复杂、变化快，死亡率高；③休克和低氧血症发生率高；④容易漏诊和误诊；⑤不同器官的病情可以相互影响，加重创伤反应，处理上也可能发生相互矛盾，救治困难；⑥创伤严重，易发生感染等并发症。

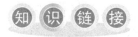

多发伤的三个死亡高峰

第一高峰：伤后数分钟内，为即时死亡。死亡原因主要为脑、脑干、高位脊髓的严重创伤或心脏主动脉等大血管破裂，往往来不及抢救。

第二高峰：伤后 6~8 小时内，这一时间称为抢救的"黄金时间"，死亡原因主要为脑内、硬膜下及硬膜外的血肿、血气胸、肝脾破裂、骨盆及股骨骨折，以及多发伤大出血。若抢救措施及时有效，大部分患者可免于死亡。这类患者是抢救的主要对象。

第三高峰：伤后数天或数周，死亡原因为严重感染或器官功能衰竭。

（三）护理评估

1. 危及生命的伤情评估　对严重多发伤的早期检查，主要判断有无致命伤，先要注意伤者的神志、面色、呼吸、血压、脉搏、出血等，以迅速确定以下几点：

（1）气道情况　有无气道不畅或阻塞。

（2）呼吸情况　是否有通气不畅、有无鼻翼扇动、胸廓运动是否对称、呼吸音是否减弱。特别注意有无张力性气胸或开放性气胸及连枷胸。

（3）循环情况　了解出血量多少，观察血压和脉搏，以判断是否休克。

1）有无活动性出血，血容量是否减少。

2）毛细血管再充盈时间：用于评价组织灌注情况，当用手指压迫伤者拇指甲床时，甲床颜色变白，正常人除去压力后 2 秒内，甲床恢复到正常的红润。因甲床是末梢，再充盈时间延长是组织灌注不足的最早指征之一。

3）评估血压：急救现场可用手触动脉法。如可触及桡动脉、股动脉或颈内动脉搏动，则收缩压分别为 80mmHg、70mmHg、60mmHg。

（4）中枢神经系统情况　意识状态、瞳孔大小、对光反射、有无偏瘫或截瘫等。

2. 全身伤情评估　在对患者进行紧急救治处理后，生命体征平稳时，迅速进行全身检查，可以参考 "CRASHPLAN" 顺序检查法对伤情做出全面判断，以防出现漏诊和误诊。CRASHPLAN 即：心脏（cardiac）、呼吸（respiration）、腹部（abdomen）、脊柱（spine）、头部（head）、骨盆（pelvis）、四肢（limbs）、动脉（arteries）、神经（nerves）九个解剖部位。评估应注意迅速、轻柔、准确，不同病因对患者评估的侧重点不同。但是绝不可以因为评估而延误抢救。根据评估所获得的健康资料，确定进一步救治的先后顺序。

3. 辅助检查

（1）血生化检查　血常规、血型、血气分析、血细胞比容、肝功能、肾功能及电解质等。

（2）穿刺和导管检查　胸腔穿刺可诊断血气胸；腹腔穿刺或置管灌洗可诊断肝、脾等脏器破裂内出血；导尿不仅可诊断尿道、膀胱和肾脏损伤，还可用于计算尿量和判断休克严重程度。

（3）其他检查　X 线、B 超、CT 等检查，有助于诊断骨折、血胸、气胸、心脏损伤、气腹、腹腔内脏器损伤等。

（四）病情判断

1. 临床表现

（1）首先观察神志、瞳孔、呼吸、脉搏、血压等生命体征，以发现早期休克。

（2）根据受伤史或某处突出的症状或体征，详细检查局部伤情。

（3）对开放性创伤，仔细检查伤口，注意其形状、出血、污染、异物、渗出物等情况。

（4）为了不遗漏重要伤情，严格按 "CRASHPLAN" 顺序检查。

2. 创伤评分　是判定伤者创伤严重程度的量化标准，可指导创伤救治，预测创伤结局及评估救治质量。

同一致伤原因引起下列两条以上伤情者为多发伤：①颅骨骨折，伴有昏迷、半昏迷的颅内血肿，脑挫裂伤，颌面部骨折；②颈部外伤伴有大血管损伤、血肿、颈椎损伤；③多发性肋骨骨折，血气胸，肺挫伤，纵隔、心、大血管和气管损伤；④腹内出血，内脏损伤，腹膜后大血肿；⑤肾破裂，膀胱破裂，尿道断裂，阴道破裂，子宫破裂；⑥骨盆骨折伴有休克；⑦脊椎骨折伴有神经系统损伤；⑧上肢肩胛骨、长骨干骨折；⑨下肢长骨干骨折；⑩四肢广泛撕裂伤。

临床上，对生命不构成严重威胁的伤情，如单纯的四肢骨折不伴休克或单纯的椎体压缩性骨折等通常不在多发伤范畴。

（五）救治与护理

包括现场急救、转送、急诊室的救治，遵循危重患者"先救命后治疗"的原则。多发伤患者常合并多个脏器损伤，在抢救治疗过程中，强调生命第一的原则，诊疗模式由平时的"诊断→治疗"变为"抢救→诊断→治疗"。切忌过多的辅助检查对时间的浪费，以免影响伤后的抢救。对多发性创伤患者的抢救必须迅速、准确、有效。做到抢救争分夺秒，复苏与手术顺序合理。

1. **现场救护** 按生命第一，功能第二，组织结构第三的原则进行，先重后轻，先急后缓。

（1）脱离危险环境 抢救人员到达现场后，应使伤者迅速安全地脱离危险环境，排除可以继续造成伤害的原因。如将伤者从倒塌的建筑物或炮火中抢救出来，应转移到通风、安全、保暖、防雨的地方进行急救。但搬运伤者时动作要轻稳，切忌将伤肢从重物下硬拉出来，避免再度损伤或继发性损伤。移动过程中要特别注意可能发生的脊髓损伤，或使原有的损伤加重，对可疑脊柱骨折的伤者要由 3～4 人同时搬运，移动前颈部固定，移动过程中保持头、颈、脊柱成一直线。

（2）解除呼吸道梗阻 呼吸道梗阻或窒息是伤者死亡的主要原因。应立刻采取如下措施：松开领带、衣扣，置伤者于侧卧位，或头转向一侧，以保持呼吸道通畅；迅速清除口、鼻、咽喉部的异物、血块、呕吐物、痰液及分泌物等；对颅脑损伤而有深昏迷及舌后坠的伤员，可牵出后坠的舌，下颌向前托起；下颌骨骨折而无颈椎损伤的伤者可将颈项部托起，头后仰，使气道开放；对喉部损伤所致呼吸不畅者，可用大号针头做环甲膜穿刺或给予环甲膜切开术；无呼吸、心跳者，做心肺复苏的同时应尽快做气管插管，以保证呼吸道通畅及充分供氧，有利于循环复苏。

（3）处理活动性出血 控制明显的外出血是减少现场死亡的最重要措施。最有效的紧急止血法是加压于出血处，压住出血伤口或肢体近端的主要血管，然后在伤口处用敷料加压包扎，并将伤部抬高，以控制出血。慎用止血带，但对出血不止的四肢大血管破裂，则可用橡皮止血带或充气止血带，但须衬以布料，止血带应扎在伤口上方，尽量靠近伤口，但上臂不可扎在中 1/3 处，以免损伤桡神经。记录上带时间，每 30 ~ 60 分钟松解一次，每次 1 ~ 2 分钟。解开止血带时不可突然松开，同时应压住出血伤口以防大出血造成休克。

（4）处理创伤性气胸　在受伤现场，小量的闭合性气胸可不做处理。肺萎陷 30% 以上，有胸闷、气促者应穿刺抽出气体以使伤侧肺及早扩张；胸部有开放性伤口时，应迅速用清洁敷料严密封闭伤口，变开放性气胸为闭合性气胸；对张力性气胸、呼吸困难、气管明显移位者，应尽快于伤侧锁骨中线第二肋间处放置胸腔引流管，做闭式胸膜腔引流。在紧急情况下可用粗针头在患侧第二肋间锁骨中线处刺入胸膜腔，临时排气减压；对血气胸要行闭式引流；对胸壁软化伴有反常呼吸者应固定浮动胸壁等。在上述紧急处理过程中，应同时进行抗休克综合性治疗。

（5）保存好离断肢体　离体组织在室温下缺血 6 小时即可发生坏死，故应尽快用无菌单包裹离断的肢体，外套塑料袋，并立即用冰块作干冻冷藏，保持在 4℃ 左右低温，立即随患者一起送往医院。冷藏时要防止冰水渗入袋内，切忌将离断肢体浸泡在任何液体中。记录受伤和到达医院时间，迅速将离断肢体送手术室用肝素盐水灌注，冲洗后保存于 2 ~ 4℃ 的冰箱中，待手术时用。

（6）伤口处理　有创面的伤口，用无菌敷料或清洁的毛巾、衣服、布类覆盖创面，再用绷带或布条包扎；外露的骨骼、肌肉、内脏等组织切忌回纳入伤口内，以免将污染物带入伤口或深部。不要随意去除伤口内异物或血凝块，以免发生大出血；颅脑伤应用敷料或布类物品做一大于伤口面积的圆环放在伤口周围，然后包扎，可防止颅骨骨折碎片在包扎时陷入颅内；有内脏脱出的腹部伤，先用大块无菌纱布盖好内脏，后用凹形物（如饭碗）扣上或用纱布、绷带等做成环状保护圈，再用绷带、三角巾包扎伤口，以免内脏继续脱出；骨折部位要妥善包扎固定，以免骨折端发生异常活动，加重损伤。

（7）抗休克　现场抗休克的主要措施为迅速地临时止血、输液扩容和应用抗休克裤。

（8）现场观察　其目的是了解伤因、暴力情况、受伤的详细时间、受伤的体位、神志、出血量等，以便向接收救治人员提供伤情记录，帮助伤情判断以指导治疗。

2. 转运途中的救护

（1）运送条件要求　力求快速，尽量缩短途中时间。做好物品的准备，保证途中抢救和监护工作不间断。

（2）伤者体位　伤者在转送途中的体位，应根据不同的伤情选择。一般创伤取仰卧位；颅脑伤、颌面部伤应侧卧位或头偏向一侧，以防舌后坠或分泌物阻塞呼吸道；胸部伤取半卧位或伤侧向下的低斜坡卧位，以减轻呼吸困难；腹部伤取仰卧位，膝下垫高使腹壁松弛；休克患者取仰卧中凹位。

（3）搬运方法　脊柱骨折的伤者俯卧在担架上进行运送。如仰卧位则应在脊柱骨折部位垫一枕头以减少前屈位置，使脊柱呈过度后伸位，应 3 ~ 4 人一起搬动，保持头部、躯干成直线位置，以防造成继发性脊髓损伤，尤其是颈椎伤可造成突然死亡。

（4）转送过程　担架运送时，伤者头部在后，下肢在前，以便观察伤者面色、表情、呼吸等病情变化；车速不宜太快，以减少颠簸。飞机转运时，体位应横放，以防飞机起落时头部缺血。

（5）观察病情　注意伤者的神志、瞳孔对光反射、生命体征的变化、面色及肢端循环，如发现变化应及时处理，并保持输液通畅，留置尿管观察尿量，评估休克状况。转运途中不可忽视动态病情观察，随时监测患者病情变化，及时做出判断，采取灵活有效的救治护理方案。

3. **急诊室救护**　有些危及生命的多发性创伤，需在急诊室完成手术或抢救处理。手术应在抢救生命、保存脏器和肢体的基础上尽可能地维持功能。保持呼吸道通畅，视病情给予气管插管、人工呼吸、吸氧。紧急情况可做环甲膜穿刺、气管切开。

（1）抗休克　尽快建立两条或两条以上静脉输液通道（必要时其中一条能进行中心静脉压监测），补充有效循环血量，若静脉塌陷者行静脉切开。可加压输入平衡盐溶液、右旋糖酐、血浆、全血等。高张盐液是创伤后现场、途中及急诊室救护中的一种较理想的复苏液体。必要时可用抗休克裤，给予留置导尿观察每小时尿量。

（2）控制出血　可在原包扎处的外面再用敷料加压包扎，并抬高出血肢体。对活动性较大的出血应迅速钳夹止血，对内脏大出血应在积极抗休克的同时，行剖腹探查止血。

（3）胸部创伤的处理　胸部开放性创口，应迅速用各种方法将创口暂时封闭，张力性气胸应尽快穿刺排气减压及闭式引流，必要时行开胸手术。

（4）颅脑损伤的处理　降低脑耗氧量，减轻脑损伤，预防脑疝是颅脑损伤的处理原则。应用20%甘露醇、高渗糖、呋噻米、地塞米松或甲泼尼松等，降低颅内压；必要时采用冬眠疗法给予脑部降温，降低脑耗氧量；限制液体入量，成人每天不超过2000mL，含盐液不超过500mL，颅内血肿一旦确诊，应迅速钻孔引流减压。

（5）腹部内脏损伤的处理　疑有腹腔内脏出血者，应及时做交叉配血试验，尽快输血，防止休克，并做好术前准备，尽早行剖腹探查止血。

（6）骨科处理　多发伤患者90%以上合并骨折，骨盆骨折易引起出血性休克，可直接危及患者生命。应在迅速纠正全身情况后尽早手术治疗。

二、复合伤

（一）概述

人体同时或相继受到两种以上不同性质致伤因素的作用而发生的损伤称为复合伤（combined injury）。复合伤所致的机体病理生理紊乱常较多发伤和多部位伤更加严重而复杂，是引起死亡的重要原因。在机体遭受两种或两种以上致伤因素的作用后，创伤不是单处伤的简单相加,而是相互影响,使伤情变得更为复杂。

(二)临床特点

1. 常以一伤为主 复合伤中的两种或更多的单一伤中,就伤情严重程度而言,常有一种损伤为主要损伤,其他为次要损伤。

2. 容易误诊、漏诊 伤情可被掩盖,从而造成误诊、漏诊。

3. 多有复合效应 机体受到两种或两种以上致伤因素作用后所发生的损伤效应,不是单一伤的简单相加,单一伤之间可相互影响,使整体伤情更为复杂,即复合伤的复合效应。

(三)护理评估

(参考多发伤护理评估)

1. 病情观察 严重复合伤患者系多种损伤,伤情常复杂且危重,增加了诊治和抢救的难度及紧迫性。因此,要求医护人员要具有高度的责任感和警惕性,在整个诊治过程中都要严密观察病情变化。

2. 详细询问病史 详细询问外伤史、受伤部位、伤后表现和初步处理,如患者不能主诉受伤情况,应尽可能询问目击者或陪送人员。

3. 身体状况检查 观察患者生命体征、面色、结膜、瞳孔、伤部情况、气管的位置、腹部压痛及反跳痛;四肢有无异常活动;神态、皮肤及尿量的观察可反映心、脑、肾及循环功能状态,可指导临床治疗。

(四)伤情判断

及时准确的伤情判断,是救治成功的关键。临床常见的复合伤有:放射复合伤、烧伤复合伤、化学复合伤。

1. 放射复合伤 人体同时或相继遭受放射损伤和一种或几种非放射损伤(如烧伤、冲击伤等)称为放射复合伤。它是以放射损伤为主,主要有放烧冲、放冲和放烧复合伤。伤情判断应结合以下几个方面:

(1)辐射剂量 伤情轻重、存活时间、死亡率主要取决于辐射剂量。

(2)病程经过具有放射病特征 其病程包括初期(休克期)、假愈期(假缓期)、极期和恢复期四个阶段。患者具有造血功能障碍、感染、出血等特殊病变和临床症状。

(3)放射损伤与烧伤、冲击伤的复合效应 ①整体损伤加重:休克、感染出现早,程度重,伤情恢复缓慢,死亡率高,表现为相互加重的复合效应。②休克加重:休克的发生率和严重程度较单一伤为重,复合伤休克发生率为20%左右,严重休克是早期死亡的重要原因之一。③感染加重:感染发生率高、出现早、程度重。复合伤时发热和感染灶开始时间均早于放射病,在极重度复合伤中,常见休克刚过,感染接踵而来,甚至休克期和感染期重叠,发生早期败血症。④出血明显:表现血小板数下降更快、更低,胃肠道出血严重，渗出的血液积留在肠壁，从大便排出，形成血便，一方面加重贫血的发生，另一方面出血处黏膜更易发生感染。

（4）重要脏器的复合效应 ①胃肠系统损伤明显：放射复合伤时，由于小肠黏膜细胞破坏，出现肠坏死；小肠肠壁血液循环障碍，临床上常表现为胃肠道功能紊乱，出现食欲减退、厌食、拒食、恶心、呕吐、腹泻等消化道症状；有时可发生肠套叠、肠梗阻。②造血器官损伤加重：核辐射加速加重，造血组织破坏，表现为外周白细胞数进行性下降，红细胞系的损伤表现为红细胞的破坏和贫血。

（5）创面伤口愈合延迟 ①炎症反应减弱，局部白细胞浸润减少，外观表现创面渗出减少、干燥、色暗，伤口收缩不良，坏死组织脱落迟缓。②易并发感染，出血、组织坏死更加严重，甚至发生创面溃烂，坏死组织中可有大量细菌繁殖。③烧伤、创伤和骨折的愈合时间推迟；肉芽组织形成不良，脆弱、苍白、易出血；骨折后骨痂形成慢，可造成骨折不愈合或形成假关节。

2. 烧伤复合伤 烧伤复合伤是指患者同时或相继受到热能（热辐射、热蒸汽、火焰等）和其他创伤所致的复合损伤。较常见的是烧伤合并冲击伤。

（1）伤情分级 烧冲复合伤通常以烧伤为主，伤情分类可参照下列分级：

1）轻度复合伤：烧伤和冲击伤损伤均为轻度伤者。

2）中度复合伤：烧伤和冲击伤损伤中有一种达中度者。

3）重度复合伤：烧伤和冲击伤损伤中有一种达重度或两种损伤均为重度伤。

4）极重度复合伤：烧伤和冲击伤损伤中有一种达极重度或两种损伤均达到极重度。

（2）伤情特点

1）整体损伤加重：严重烧伤引起体表损伤，又引起多种内脏并发症。当合并冲击伤时，高速、高压的冲击波可直接或间接引起全身和各个器官的损伤。两伤合并后，出现相互加重效应，使休克、感染发生率高，出现早，程度重，持续时间长，并出现相应的内脏损伤的临床症状。

2）心肺损伤：心脏损伤主要病变为出血、坏死、心肌纤维断裂。临床表现为早期心动过缓，心率40~50次/分；以后为心动过速，心率可加快至200次/分；严重时可出现心功能不全。冲击波直接作用于胸腹壁，引起肺出血、肺水肿、肺破裂和肺大泡等，导致气胸、血胸、肺不张，伤者有胸痛、胸闷、咳嗽、咯血、呼吸困难，严重者很快出现肺出血、肺水肿症状，是现场死亡（伤后4小时内）的主要原因。

3）肝肾功能损伤：重度烧冲复合伤后肝脏可出现不同程度的撕裂伤及包膜下血肿，临床上出现最早的变化是血浆谷丙转氨酶（ALT）和天冬氨酸转氨酶（AST）升高。烧冲复合伤使肾功能损害加重，出现少尿、血尿、无尿、血尿素氮持续升高直至肾功能衰竭。

4）造血功能损害：严重的烧伤复合伤，造血组织呈抑制性反应，外周血白细胞、红细胞、血小板均减少。

5）其他损伤：烧伤伴有耳鸣、耳聋者，可能复合有听器损伤；伴有胸闷、咳嗽、呼吸困难、咳血性泡沫痰者，可能复合有肺冲击伤；伴有神志障碍者，可能复合有颅脑损伤；伴急腹症者，可能复合有腹腔脏器损伤。

3. 化学复合伤　一种或多种化学致伤因素与其他致伤因素同时或相继作用于机体引起的损伤称为化学复合伤。多见于战时使用军用毒剂时，也可见于民用化学致伤因素，最常见的是农药、强酸、强碱、工业有害气体与溶剂。化学毒物可经呼吸道、消化道、皮肤或黏膜进入人体，引起中毒甚至死亡。特别是有创伤伤口染毒后，毒物吸收快，中毒程度明显加重。依其毒剂种类不同，其临床表现有不同的特点。

（1）神经性毒剂　伤口染毒时无特殊感觉，染毒局部可出现明显肌颤。如不及时处理可很快自创面吸收，几分钟内出现中毒症状而死亡。其作用机制和临床表现与有机磷农药基本相同，但毒性更大，如沙林、梭蔓等。

（2）糜烂性毒剂　染毒当时伤口处立即发生剧痛，10～20分钟后伤口严重充血、出血和水肿。全身中毒症状迅速而强烈，常出现严重的中枢神经系统症状、肺水肿和循环衰竭。毒剂有大蒜和天笁葵气味，如路易气等。

（3）全身中毒剂　毒剂的氰根抑制组织呼吸，如氰氢酸、氯化氰等。中毒后呈现呼吸困难，严重者呼吸衰竭，呼气带有苦杏仁味。

（4）窒息性毒剂　如光气、双光气，有干稻草或生苹果味，主要损害支气管系统。染毒后，呈现咳嗽、胸闷、流泪，继而发生中毒性肺水肿。

（5）刺激性毒剂　西埃斯（CS）可有辣椒味，苯氯乙酮有荷花香味，亚当剂无特殊气味。染毒时表现为流泪、喷嚏、胸闷、胸痛、牙痛、头痛、皮肤损害等，严重者可发生肺水肿、烦躁、肌无力等。

（6）失能性毒剂　如毕兹（BZ），主要作用中枢神经系统，中毒时呈眩晕、头痛、嗜睡、幻觉、狂躁、木僵、昏迷等，同时有口干、瞳孔散大、皮肤潮红、心率加快、体温上升等阿托品类作用。

（五）救治与护理

严重复合伤患者具有发病突然、伤情重、变化快、多合并休克、易漏诊、手术难度大、并发症多、死亡率高、康复期长、重建困难等特点。因此，迅速、及时、有效的抢救及护理是挽救患者生命的关键。

1. 现场急救

（1）迅速脱离险区　迅速对环境进行评估，及时发现复合伤者病因，并立即将伤者转移到安全位置，是进一步实施救治成功的关键。

（2）迅速判断伤者有无威胁生命的征象　注意神志、面色、瞳孔、呼吸、脉搏、血压等情况，心搏骤停者立即进行 CPR。

（3）建立和维持气道通畅　保证有效呼吸交换，严重复合伤患者大多合并呼吸道梗阻，必须及时清除口、鼻腔内分泌物、呕吐物及血凝块等，采取平卧，头偏向一侧，防止误吸引起窒息，必要时予气管插管连接呼吸机人工通气。颈椎、喉部创伤者早期可做环甲膜切开或气管切开术。

（4）维持有效的循环血量　迅速建立静脉通道 2～3 条，并保证大量输液及输血通畅。

2. 常见复合伤的救治与护理

（1）放射复合伤救治与护理

1）现场救护：①迅速去除致伤因素，在伤情允许的情况下，皆应先洗消后处理。②根据伤情，针对性地进行急救处理，包括止血、止痛包扎、骨折固定、防治窒息、治疗气胸、尽早抗休克、抗感染等。③迅速使伤者撤离现场，按轻、重、缓、急转送伤者。

2）防治休克：其救治原则和措施同其他创伤。

3）早期抗辐射处理：对伤者进行洗消，洗消的污水和污物用深坑掩埋，勿使扩散。胃肠道沾染者可催吐、洗胃、缓泻等。应尽早服用碘化钾 100mg。必要时，还可采用加速排出措施。

4）防治感染：早期、适量和交替使用抗菌药物，积极防治感染。加强对创面局部感染的控制，以防止和减少细菌进入血流。当存在严重感染时，可少量多次输注新鲜全血，以增强机体防御功能。应注意对厌氧菌感染的防治，如注射破伤风抗毒素，配合使用抗生素、早期清创等。

5）防治出血：促进造血，纠正水、电解质紊乱，有条件时尽早进行骨髓移植。

6）创面、伤口处理：①手术时机：一切必要的手术应及早在初期和假愈期内进行，争取极期前创面、伤口愈合；极期时，除紧急情况外（如血管结扎术和穿孔修补术等），原则上禁止施行手术；凡能延缓的手术，应推迟到恢复期进行。②尽量使沾染的创伤转为清洁的创伤，多处伤转为少处伤，开放伤转为闭合伤，重伤转为轻伤。③麻醉选择：静脉复合、局麻和硬膜外麻醉在各期都可应用。有严重肺冲击伤者，不用乙醚麻醉，防止加重肺部症状。④严格无菌操作，清创应彻底，但注意保护健康组织，严密止血；对污染伤口，应用剪刀剪去周围毛发，以等渗盐水 1∶5 稀释的漂白粉液（勿用乙醇）彻底清洗；清洗消毒时，应先覆盖伤口，避免冲洗液带放射性物质流入伤口；清创后伤口一般进行延期缝合；骨折应及早复位，骨折固定时间应根据临床及 X 线检查结果适当延长。

（2）烧伤复合伤救治与护理

1）防治肺损伤：严重肺出血、肺水肿是早期的主要死因。应从现场急救开始，保持呼吸道通畅。有呼吸困难、窒息者紧急插入口咽通气导管、气管插管或气管切开；给氧（氧流量 5～8L/min，氧浓度 40%～60%）；发生肺水肿时，可用 20%～30% 乙醇湿化吸氧，必要时需机械辅助呼吸。

2）补液、抗休克：补液时应密切观察呼吸、心律、心率的变化，防止心衰、肺水肿的发生。烧伤合并颅脑损伤者抗休克补液指标应控制在低水平，休克控制后，适当限制输液量并及早使用脱水剂，根据血压、脉搏、呼吸、尿量的变化决定脱水剂的用量。

3）抗感染：及早妥善处理创面，注意防止各种内源性感染。使用抗生素和破伤风抗毒素来预防。

4）保护心、脑、肺、肾功能。

5）创面处理：需转送的患者应做好烧伤创面的包扎处理，尽早对烧伤创面进行冷疗，争取在伤后 6 小时内进行清创；深度烧伤创面位于长骨骨折处时，可早期切痂植自体皮；骨折可用内固定或石膏托固定；手术切口如不能避开烧伤创面，则手术应在烧伤创面发生感染之前尽早进行。手术操作要轻，逐层严密缝合切口，局部创面加用抗菌药物。

（3）化学复合伤救治与护理　包括尽快组织自救、互救；迅速穿戴防护面具和其他防护器材；洗消局部和包扎伤口；四肢伤口染毒时，立即在近心端扎止血带并彻底洗消伤口；迅速撤离染毒区等。

1）清除毒物：①皮肤染毒者，用专用的皮肤消毒剂（或粉）消毒局部。消毒时，应先用纱布、手帕等蘸去可见液滴，避免来回擦拭扩大染毒范围，然后用消毒剂消毒。消毒剂对局部皮肤有一定刺激，消毒 10 分钟后应用清水冲洗局部。无消毒剂时，肥皂水、碱水、清水等都可以应急消毒使用。大面积皮肤染毒局部处理不彻底时，应进行全身清洗消毒。②伤口染毒者，立即除去伤口内毒剂液滴；四肢伤口上方扎止血带，以减少毒剂吸收。用消毒液加数倍水或大量清水反复冲洗伤口，简单包扎，半小时后松开止血带。③眼部染毒者，立即用 2% 碳酸氢钠液或清水彻底冲洗。④经口中毒者，立即用手指反复刺激喉（或舌根）引起呕吐，最好用 2% 碳酸氢钠、0.02% ~ 0.05% 高锰酸钾或 0.3% ~ 0.5% 氯氨水溶液，每次 300 ~ 500mL 反复洗胃 10 余次，水温及压力要适当，动作要轻，以免加重胃黏膜损伤，洗胃后取药用活性炭粉 15 ~ 20g 混于一杯水中吞服。洗出的胃液及呕吐物及时予以消毒处理。

2）及时实施抗毒疗法：当诊断明确后立即对症实施抗毒疗法：①神经性毒剂可使用抗毒剂阿托品、东莨菪碱、贝那替秦、氯解磷定等；②糜烂性毒剂可使用硫代硫酸钠（用于硫芥）、二巯丙醇、二巯丙磺钠（用于路易气）等；③全身性毒剂可使用亚硝酸异戊酯（吸入）、亚硝酸钠、硫代硫酸钠等；④窒息性毒剂可使用乌洛托品、氧气雾化吸入氨茶碱、地塞米松、普鲁卡因等合剂；⑤刺激性毒剂可使用抗烟剂（氯仿、酒精、氨水等合成）吸入、滴眼、外涂；⑥失能性毒剂可使用毒扁豆碱、解毕灵等。

3）保护重要器官功能：特别注意保持呼吸道通畅和保护心肌功能；积极防治肺水肿；心功能减弱者可给予毒毛花苷 K 等强心剂，增加心肌收缩力；大面积芥子气烧伤要早期补液，输注全血。

4）预防并发症：中毒性休克伴有肺水肿时，禁忌输血和等渗盐水，可输入高渗葡萄糖、吸氧和注意保暖。出血性休克和中毒性休克同时存在时，无血液浓缩，不仅应输液，也需输血。有发生肺水肿的可能时，要掌握好输液速度。

复习思考

1. 损伤的现场急救，下列哪项错误( )

    A. 对休克患者首要措施是立即送医院抢救

    B. 迅速将伤者移出现场

    C. 做简要的全身检查

    D. 严密观察生命体征

    E. 注意观察有无神志、瞳孔变化

2. 张某，严重挤压伤患者，护理时除严密观察生命体征外，还应特别注意( )

    A. 意识状态   B. 肢端温度   C. 局部疼痛情况

    D. 尿量   E. 末梢循环情况

3. 王某，男性，25岁，被浓硫酸烧伤后，首选的急救处理是( )

    A. 大量清水冲洗   B. 应用中和剂   C. 涂抹消毒液

    D. 及时清创   E. 镇静止痛

4. 何某，男性，20岁，车祸致腹部开放性损伤，伴部分肠管脱出，其紧急处理措施是( )

    A. 迅速将肠管还纳于腹腔

    B. 用消毒棉垫加压包扎

    C. 用大块等渗盐水纱布覆盖，并妥善保护

    D. 用凡士林纱布覆盖，腹带包扎

    E. 敞开伤口，送手术室处理

扫一扫，知答案

常用救护设备及技术

扫一扫，看课件

项目一 常用救护设备

【学习目标】

1. 掌握简易人工呼吸器、呼吸机、多功能监护仪、亚低温治疗仪使用的适应证与禁忌证、操作步骤及注意事项。

2. 能够对简易人工呼吸器、呼吸机、多功能监护仪、亚低温治疗仪等各种急救设备进行维护保养。

3. 能说出简易人工呼吸器、呼吸机、多功能监护仪、亚低温治疗仪各部分的名称及安装顺序。

临床上的救护设备种类繁多，本项目重点选取了抢救急危重症患者常用设备的使用方法，主要包括简易呼吸器、呼吸机、多功能监护仪、亚低温治疗仪。

一、简易人工呼吸器

简易人工呼吸器又称球囊-面罩、加压给氧气囊（AMBU），可进行简易人工通气。与口对口人工呼吸比较，其优点是供氧浓度高，且操作简便，特别是病情危急，来不及气管插管时，可利用加压面罩直接给氧，目的是辅助或取代自主呼吸，维持和增加机体通气量，纠正缺氧和二氧化碳潴留。

（一）适应证与禁忌证

1. **适应证** 适用于各种原因引起的呼吸停止而现场无氧情况。

（1）急诊患者 病情危急来不及连接呼吸机或急救现场无法安装呼吸机的患者。

（2）临时替代呼吸机　常规机械通气机出现故障时临时替代。

（3）协调呼吸机　应用呼吸机治疗前，采用简易呼吸器进行人为过度通气，以抑制自主呼吸，是安全有效的机械通气协调方式。

（4）搬运患者　当患者急需做某些检查，而又无法脱离机械通气时，可用简易呼吸器暂时替代呼吸机。

2. 禁忌证　目前临床使用尚无绝对的禁忌证。

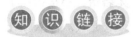

简易人工呼吸器的基本原理：氧气进入球形气囊和贮气袋或蛇形管，人工指压气囊打开前方活瓣，将氧气压入与患者口鼻贴紧的面罩内或气管导管内，以达到人工通气的目的。

（二）基本结构

简易人工呼吸器主要由弹性呼吸囊、面罩、储气袋、输氧管四部分组成（图10-1）。

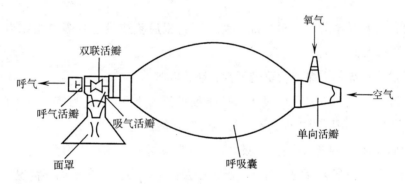

图 10-1　简易人工呼吸器

（三）使用方法

1. 操作前准备

（1）患者准备　向清醒患者解释，取得患者配合。

（2）物品准备　连接面罩、单向阀和球囊。有氧气源时，将氧气储气袋、氧气储气阀和氧气导管连接在球囊上，氧气导管的另一端连接氧气源，调节氧流量至氧气储气袋充满氧气。

2. 操作步骤

（1）备物携至床旁，核对，安置患者仰卧位，去枕，头后仰，托起下颌，保持气道通畅。

（2）操作者站在患者头顶端，开放气道，插入口咽通气管，防止舌咬伤和舌后坠。

（3）连接面罩、呼吸囊及输氧管，调节氧气流量为6～10L/min。

（4）采用E-C手法：将面罩罩住患者口鼻，按紧不漏气，一手的拇指及食指组成英文字母C并用力下压面罩，按紧不漏气，其余三个手指组成英文字母E抬起患者下颌，另一手挤压呼吸囊，将气体送入肺中，成人挤压频率为16～20次/分，每次送气量为400～600mL。

（5）单人操作时，以左手按压呼吸器，右手固定面罩，用中指、无名指、小指抬高下颌，拇指及食指放在面罩上部向下用力按压，使面罩紧贴皮肤，保证有效通气。两人操作时，一人固定面罩，另一人按压呼吸器，按压呼吸器者拇指及食指两边向下按压，其他三指分别放置下颌角边，抬高下颌，保持气道通畅和增加面罩密闭性。

（6）挤压过程中观察患者胸廓起伏情况，以及面色、甲床、末梢循环情况；监测血氧饱和度情况等。

（7）操作完毕，整理床单位，清理用物。

（8）洗手，记录。

（四）注意事项

1. 注意保持呼吸道通畅。对颌面部骨折、舌根后坠造成上呼吸道阻塞者，可放置口咽通气管后再行人工通气。

2. 面罩紧贴口鼻部，保持面罩密闭性，防止漏气。

3. 挤压呼吸囊时，压力不可过大，挤压呼吸囊的1/3～2/3为宜，亦不可时快时慢，以免损伤肺组织，造成呼吸中枢紊乱，影响呼吸功能恢复。

4. 患者如果有自主呼吸，自主呼吸与人工呼吸应同步，挤压时吸呼比为1：（1.5～2）。

5. 挤压过程中观察患者胸廓起伏情况，以及面色、甲床、末梢循环情况。

二、 呼吸机

呼吸机是利用机械装置进行人工通气，以维持和改善患者自主呼吸的一种治疗手段。呼吸机作为一种替代患者肺通气的有效手段，已广泛地应用于重症监护、手术麻醉、急救复苏等领域。

（一）适应证与禁忌证

1. 适应证

（1）气体交换功能障碍　各种原因引起的急性呼吸窘迫综合征、心力衰竭、肺水肿等。

（2）呼吸肌活动障碍　神经肌肉疾病、中枢神经功能障碍或药物中毒等。

（3）全身麻醉及手术时，呼吸功能支持。

（4）各种原因所致的心跳呼吸骤停 有条件的情况下，机械通气是心肺脑复苏中必不可少的措施之一。

（5）其他 肺及胸廓异常、肺损害、成人或小儿呼吸窘迫综合征、多发肋骨骨折、气胸致呼吸衰竭。

2. 禁忌证

呼吸机治疗无绝对禁忌证。相对禁忌证指必须对患者进行相应处理或采取特殊通气方式，才能保证相对安全的临床情况。

（1）大咯血或严重误吸引起的窒息。

（2）气胸。

（3）伴有肺大泡的呼吸衰竭。

（4）支气管胸膜瘘。

（5）血容量未补足前的低血容量性休克。

（6）心肌梗死或严重的冠状动脉供血不足。

（二）应用指征

（1）临床指征 呼吸频率<6 次/分或>35 次/分，呼吸节律异常，经吸氧等处理后缺氧症状仍无改善，自主呼吸微弱或消失。

（2）血气分析指征 急性呼吸衰竭，$PaCO_2>6.67kPa$（50mmHg），$PaO_2<8.00kPa$（60mmHg）；慢性呼吸衰竭，$PaCO_2>9.33$（70mmHg），$PaO_2<6.67kPa$（50mmHg），且 pH<7.25。

（3）潮气量低于正常 1/3。

（4）肺活量<10mL/kg

（三）工作原理

1. 基本结构（图 10-2）

（1）主机部分 包括控制部分和面板，控制部分有气控、电控和计算机控制 3 种类型；面板包括监测系统（显示屏）和调节功能区（控制部分）。

（2）供气部分 外配空气压缩机或为主机内配涡轮气泵。

（3）辅助装置 通常有湿化器、空气混合器、雾化装置、支架、管路、集水罐、安全阀等。

2. 呼吸机类型 根据呼吸机吸气与呼气转换条件的不同可分为：

（1）常频呼吸机 有定压型、定容型和多功能型三大类型。

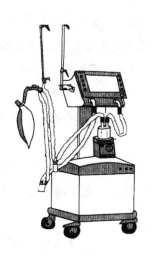

图 10-2 呼吸机

157

1）定压型呼吸机　进行压力切换，机械通气机产生正压，气流进入肺内，当达到预定压力值后，气流中断，呼气阀打开，产生呼气，当压力下降到某预定值时，可产生正压重新送气。

2）定容型呼吸机　进行容量切换，将预定容积的气体在吸气期输给患者，然后转为呼气相，经过一定间歇，再转为吸气相。

3）多功能型呼吸机　随着科学技术的发展，呼吸机已日趋倾向于多功能型，兼容压力、容量两种呼吸机的功能。

（2）高频呼吸机　是近年机械通气中发展的一种新技术，具有高呼吸频率、低潮气量、非密闭气路、对心脏循环影响小的特点，在改善通气/血流比例方面优于常频呼吸机。

3. 呼吸机的工作原理　正常呼吸过程是负压呼吸，而人工呼吸机是正压通气，人工呼吸机将气体送入肺内，即吸气；停止送气后靠胸廓和肺的弹性回缩，使气体排出体外，即呼气。

（四）使用方法

1. 呼吸机使用前的准备

（1）连接管道和模拟肺，接通电源和气源后试机，检查呼吸机正常后，可向湿化器罐内加无菌蒸馏水，调节湿化蒸发器的温度在 32～36℃。然后使呼吸机保持在开机状态，待用。

（2）呼吸机与患者的连接方式

1）面罩　适用于神志清醒合作者，短期或间断应用，一般为 1～2 小时。

2）气管插管　适用于浅昏迷、昏迷的重症患者，保留时间一般不超过 72 小时，如经鼻压力套囊插管可延长保留时间。

3）气管切开　适用于长期需要机械通气的重症患者。

2. 选择呼吸模式

（1）自主呼吸（SPONT）　患者自主呼吸好，可辅助患者呼吸，增加氧气吸入，降低呼吸肌作功。

（2）间歇指令通气（IMV）　是为停用呼吸机而设计。在患者自主呼吸的同时，为患者有间歇、有规律地将气体强制性送入气道，提供患者自主呼吸的不足部分。

（3）同步间歇指令通气（SIMV）　是一种容量控制通气与自主呼吸相结合的特殊通气模式，两种通气共同构成每分通气量，多用于撤机前的过渡准备。

（4）机械辅助呼吸（AMV）　指在自主呼吸的基础上，呼吸机补充自主呼吸不足的通气量部分。

（5）机械控制呼吸（CMV）　指呼吸机完全取代自主呼吸，提供全部通气量，是患者无自主呼吸时最基本、最常用的支持通气方式。

（6）持续气道正压（CPAP）　在自主呼吸的基础上，无论吸气还是呼气均使气道内保持正压水平的一种特殊通气模式，可用于患者撤机前。

（7）呼气末正压通气（PEEP）　在呼气末维持呼吸道一定正压的呼吸方式，目的是在呼气终末时保持一定的肺内压，防止肺泡塌陷。通常所加 PEEP 值为 0.490～1.47kPa（5～15cmH$_2$O），使用时从低 PEEP 值开始，逐渐增至"最佳 PEEP 值"。"最佳 PEEP 值"是指既改善通气、提高 PaO$_2$，又对循环无影响的 PEEP 值。

3. 呼吸机参数设置，见表10-1。

表10-1　呼吸机主要参数设置

项目	参数
呼吸频率	16～20 次/分
潮气量（TV）	10～15mL/min
每分通气量（VE）	8～10L/min
呼吸比值（I/E）	1：（1.5～2.0）
通气压力（EPAP）	0.147～1.9KPa
吸入氧浓度（FiO$_2$）	30%～40%
呼气末正压（PEEP）	一般在 10cmH$_2$O 左右，多数患者在 3～6cmH$_2$O
触发灵敏度	压力触发范围为–1～+2cmH$_2$O，流量触发范围在 1～3L/min
调节温化、湿化器	一般湿化器的温度设置在 32～35℃

4. 操作步骤

（1）备物携至床旁，查对，对清醒者解释，安置体位。

（2）连接呼吸机管道各部件，连接模拟肺。

（3）接通电源、氧源，依次打开压缩机开关、呼吸机主机及显示器开关。

（4）正确安装湿化滤纸，向湿化器加入无菌蒸馏水至标准刻度。

（5）遵医嘱调节呼吸机参数：通气模式、潮气量、呼吸频率、吸入氧浓度、触发灵敏度等。

（6）连接模拟肺并监测管道连接有无漏气，测试各旋钮功能，模拟肺试机正常后再与患者连接。

（7）取下模拟肺，将呼吸机与患者的人工气道相连，观察患者两肺呼吸音，检查通气效果，监测有关参数。

（8）打开湿化器电源开关，调节湿化器的温度；设定有关参数的报警限，打开报警系统，记录有关参数。

（9）严密监测生命体征、血氧饱和度、呼吸同步情况等，必要时吸痰。

（10）30分钟后做血气分析，遵医嘱调整有关参数，并记录。

（11）当患者自主呼吸恢复，缺氧状态改善后，遵医嘱停机。

（12）安置好患者，整理床单位，清理用物。

（13）洗手，记录。

5. 呼吸机的撤离

（1）撤机指征　原则上，患者一般情况已经改善，自主呼吸稳定，即可开始撤机，但必须具备下列临床参数：①呼吸衰竭的诱因或机械通气原因已经消除或显著改善；②患者神志、睡眠恢复正常；③心血管系统状态稳定；④吸氧浓度<40%、PEEP<0.490kPa（5cmH$_2$O）时，PaO$_2$≥8.00kPa（60mmHg），PaO$_2$/FiO$_2$≥20%。

（2）撤机方法　根据病情选择适当的撤机方式。①直接撤机：适于病情较轻、机械通气时间短的患者；②SIMV法：先采用较高的呼吸频率（>10次/分），此后随着患者呼吸功能的恢复逐渐减少呼吸的次数，直至最后停机；③IMV法：通过逐渐降低IMV频率，使自主呼吸次数增加，待IMV频率降至2次/分，且患者呼吸平稳、血气大致正常，即可停用呼吸机。

停用呼吸机之后不能马上拔管，可继续让患者通过气管插管或气管切开套管吸入氧气，确认不再需要机械通气治疗时方可拔管。对停用呼吸机无困难者只需观察1小时左右，而长期通气治疗者在停用呼吸机后至少观察24小时以上。

（五）注意事项

1. 呼吸机管路连接正确、参数调试合理。

2. 开关呼吸机顺序正确

（1）开机顺序　空气压缩机→湿化器→主机。

（2）关机顺序　主机→湿化器→空气压缩机。

3. 及时观察处理各种报警

（1）每分通气量上限报警　原因：患者缺氧、中枢性呼吸兴奋、疼痛刺激等导致呼吸过快；流量传感器故障；设置不合理。处理：针对原因处理；更换流量传感器；合理设置报警区限。

（2）每分通气量下限报警　原因：设置不合理；呼吸回路漏气；自主呼吸未完全恢复，呼吸机支持力度不够，通气量减少。处理：合理设置报警区限；查漏气原因，及时处理；判断患者呼吸状况，不能过早撤除呼吸机辅助。

（3）气道高压报警　①气管、支气管痉挛：多因哮喘、过敏、缺氧、湿度过大、气道受物理刺激（如吸痰、更换气管套管等）。处理：解痉、应用支气管扩张剂等，针对原因，对症处理。②气道内分泌物阻塞。处理：充分湿化，及时吸痰、翻身、拍背及遵医嘱使用祛痰剂。③气道高压报警上限过低。处理：合理设置报警上限，比吸气峰压高 1.0 KPa。④气道低压报警：呼吸回路漏气。处理：查漏气原因（如患者与呼吸机的连接管道脱落或漏气），及时处理。

（4）吸氧浓度报警　原因：设置氧浓度报警的上、下限有误；空气-氧气混合器失灵；氧电池耗尽。处理：合理设置报警区限、更换混合器、更换电池。

三、多功能监护仪

多功能监护仪是指对被监护者进行连续或间歇的监测，不仅可以监测心电图，还可以监测呼吸、无创血压、血氧饱和度和脉搏等的设备。多功能心电监护系统通常被携至重症监护病房内，是由一台中央监护仪和 4 ~ 6 台床旁监护仪组成，可持续显示和记录 24 小时心电波形、心率、呼吸、血压、体温和血氧饱和度等多参数监测数据，并具有报警、信息存储、回放及传输等功能，为医务人员及时了解和分析病情起到了重要的作用。

（一）适应证与禁忌证

1. 适应证

（1）心血管系统疾病　心肌梗死、严重的心律失常、心搏骤停，以及冠状动脉供血不足引起的恶性心绞痛、心肌病和心力衰竭等。

（2）手术患者的监护　全身麻醉后复苏期的监护、中老年危重症患者术前或术中的常规监护、器官移植术后和各种危重衰竭病患者急诊手术前的抢救。

（3）其他　各种类型的休克、脑血管意外、张力性气胸、哮喘持续状态、严重的电解质紊乱、严重创伤和慢性阻塞性肺部疾病等。

2. 禁忌证　心电监护仪的使用无绝对禁忌证。

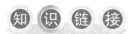

心电监护电极安放位置

1. 五电极　右上（RA）——右锁骨中线第一肋间；左上（LA）——左锁骨中线第一肋间；右下（RL）——右锁骨中线剑突水平处；左下（LL）——左锁骨中线剑突水平处；胸导（C 或 V）——胸骨左缘第四肋间。

2. 三电极　负极（红）——右锁骨中点下缘；正极（黄）——左腋前线第四肋间或左侧胸大肌下方；接地电极（黑）——右侧胸大肌下方。

（二）基本结构

由主机、显示器、各种传感器及连接系统四部分组成。常用监护参数有心电图、心率、呼吸、血压、血氧饱和度等。

（三）使用方法

1. 操作前准备

（1）患者准备　向清醒患者解释，取得患者配合。

（2）物品准备　将心电导联线、血压计袖带、血氧饱和度探头分别插到监护仪相应插口，并打开监护仪电源开关，进行仪器自检，自检后备用。

2. 操作步骤

（1）备物携至床旁，查对，向清醒者解释，安置患者于舒适体位。

（2）将导联线与监护仪的心电、呼吸监护模块连接，连接电源。

（3）打开主机开关，选择导联和监护模式：①心电、呼吸监测：暴露胸部，正确定位，用75%乙醇清洁皮肤，粘贴电极片，正确安放电极位置，连接心电导联线，选择 P、QRS、T 波导联，调节振幅。常用五导联法（图10-3），有时也用三导联法；②无创血压监测：将袖带测压管与监护仪无创血压模块连接，将袖带按血压测量要求缠于上臂，袖带气囊中间部位正好压住肱动脉，气囊下缘应在肘弯上 2.5cm；③血氧饱和度监测：将血氧饱和度探头连线与血氧饱和度监测模块连接，将血氧饱和度传感器安放在合适的部位（图10-4），如手指、脚趾、耳垂等；④呼气末二氧化碳监测：将二氧化碳监测模块与监护仪连接，气体采集管和监测模块连接，将呼出气采集管的患者端携至患者的鼻孔，并加以固定。

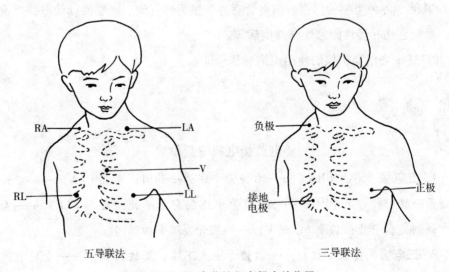

五导联法　　　　　　　三导联法

图 10-3　心电监护仪电极安放位置

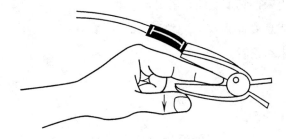

图 10-4　血氧饱和度探头安放位置

（4）根据患者病情，设定各报警界限，开始有关指标的监测。

（5）调至主屏，监测异常心电图。

（6）安置好患者，整理床单位，清理用物。

（7）洗手，记录。

（四）注意事项

1. 电极片放置部位准确，尽量避开除颤时放置电板的位置，出汗时随时更换。

2. 血氧饱和度探头、血压袖带放置位置正确（一般位于健侧），松紧适宜（1 指为宜）。

3. 各种导线妥善固定，不得折叠、扭曲、相互缠绕，不宜从腋下穿过。

4. 及时处理异常监测值，如认真分析心电图突然改变或变成一条直线的原因。

四、亚低温治疗仪

亚低温治疗仪是近年来神经内科、神经外科及 ICU 不可缺少的一项新设备，是通过亚低温（一般指体温降至 30～35℃）治疗脑缺血和外伤性脑损伤、颅内压增高及高热、昏迷、中毒等疾病的仪器。它对防止脑水肿、降低颅内压、降低脑的基础代谢率、提高缺氧性脑损害的存活率均有明显的疗效。

（一）适应证与禁忌证

1. **适应证**　主要适用于严重颅脑外伤、心肺脑复苏术后仍然昏迷及各种原因引起的高热需降低体温的患者。

（1）各种原因引起的心搏骤停复苏后脑病，如触电、严重中毒、溺水等。

（2）严重的蛛网膜下腔出血。

（3）严重的颅脑损伤。

（4）难于控制的颅内高压。

（5）中枢性高热。

2. **禁忌证**

（1）年老且伴有严重心功能不全或心血管疾病者。

（2）合并休克，尚未得到彻底纠正者。

（3）全身器官功能衰竭者。

（4）严重缺氧尚未纠正者。

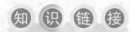

亚低温治疗仪发展简介

早在20世纪80年代，国外大量实验研究发现，脑缺血前、缺血过程中或缺血后早期开始亚低温治疗，能明显减轻脑缺血后脑组织病理形态学损害程度，促进脑缺血后神经功能的恢复。亚低温能显著降低颅内压、降低脑氧耗量，并不影响脑灌注压和心排血量。目前，国外很多医院已经将亚低温方法应用于治疗重型颅脑伤和缺血性脑卒中患者，取得了满意的临床效果。

（二）基本结构

主要由主机（制冷压缩机组、水泵水池）、管道系统、温度传感和控制系统、监测和报警系统、降温毯和冰帽5部分组成。

（三）使用方法

1. 操作前准备

（1）患者准备 向清醒患者解释，取得患者配合。

（2）物品准备 ①连接毯子或冰帽：通过连接管道将主机与毯子或冰帽相连，再将毯子平铺于病床上；②连接传感器：在主机的传感器接口插上传感器。

2. 操作步骤

（1）备齐用物携至床旁，向清醒患者解释，并安置体位。实施前需通过静脉注入冬眠合剂，患者进入冬眠状态后方可进行治疗。

（2）连接管道，确认主机与毯子相连，并将传感器与患者相连，且保证连接良好。

（3）使用前先检查水箱水位计液面达到标线，插好电源，接通开关，检查仪器是否正常工作。

（4）将降温毯平铺于患者病床上，毯子上面，自下而上铺橡胶单和中单，一次性尿垫携至臀部下方，皮肤不可直接接触橡胶单。将毛巾平铺于冰帽中，并将患者头部携至其中，双耳用毛巾包裹，防止冻伤。

（5）将温度传感器一端插入主机接口，另外一端夹于腋窝或插入肛门测量体温。

（6）打开电源开关，指示灯亮，水温表和体温表通过自检程序后开始工作，两者所显示的温度均为开机时的实测温度。

（7）设定机温和水温

1）设定机温　按压温度调节键设定开机和停机温度。当体温下降达到设定温度时，水循环系统和压缩机均停止运行；当体温高于设定温度 0.3 ~ 0.5℃ 时，机器重新开始工作。

2）设定水温　按压水温调节键设定水温。水温设定范围为 3 ~ 20℃。当实测水温达到设定水温时，压缩机工作；当毯内水温高于设定水温 1 ~ 3℃ 时压缩机重新启动工作。

（8）设置体温下限报警值：体温下限报警设置值（31.5℃）比机温设定值低 1 ~ 2℃。

（9）观察患者病情变化，皮肤颜色、肢端温度及生命体征变化。

（10）关机结束，将电源开关携至"0"位置，切断电源。

（11）整理用物，记录。

（四）注意事项

1. 严格掌握适应证及禁忌证，避免滥用。

2. 温度控制要恒定，应避免忽冷忽热。复温宜慢，一般每 1 小时上升不能超过 0.1℃，达到 35 ~ 36℃ 时停留 24 小时，切忌过快。

3. 亚低温疗程不宜太长，治疗时间一般为 3 ~ 5 天，最长不超过 7 天，长疗程的亚低温不但无保护脑组织的作用，反而会加重脑组织的损害，还可能导致心、肺并发症，出血倾向，以及增加细菌感染的机会。

4. 撤机时，注意先拔掉主机电源插头，再将传感器、水路连接管从机器上取下，水路口用密封盖拧紧，放净毯子中的水，妥善保管好所有配件。

项目二　常用救护技术

【学习目标】

1. 掌握人工气道、气道异物清除法、体外除颤术的操作方法。

2. 熟悉人工气道、气道异物清除法、体外除颤术的注意事项。

3. 了解人工气道、气道异物清除法、体外除颤术的适应证、禁忌证。

一、人工气道的建立

（一）口咽通气管植入术

口咽通气管是一种经口置入患者口咽部的人工气道，主要作用是预防舌根后坠、避免舌咬伤、便于吸痰。置入前先选择大小合适的口咽通气管，选择的导管不可过长，避免通气管压迫会厌阻塞喉部，引起完全性喉梗阻。口咽通气导管有两种外形：一种为普通形，一种呈"S"形。目前多使用后者，其内有单向活瓣，可避免患者的唾液反流和交叉感染。

1. 适应证

（1）自主呼吸存在，但因舌后坠引起呼吸道阻塞的昏迷患者。

（2）缺乏咳嗽或咽反射的昏迷患者。

（3）气道分泌物增多，需吸痰的昏迷患者。

（4）癫痫发作或抽搐时保护舌、齿免受损伤的昏迷患者。

（5）需要气管插管时，可代替牙垫。

2. 禁忌证　口咽通气管不适用于清醒或半清醒的患者，原因是可能因刺激引起恶心和呕吐，严重的会导致喉痉挛，或使口咽通气管移位而引起气道梗阻。因此，当患者有下列情形时应慎重使用：

（1）喉头水肿、气管内异物、哮喘、咽反射亢进的患者。

（2）咽部气道占位性病变。

（3）口腔及上、下颌骨创伤。

（4）呕吐频繁者。

（5）门齿有折断或脱落危险的患者。

3. 物品准备　选择合适的口咽通气管。口咽通气管太短不能经过舌根而达不到开放气道的目的，故选择口咽通气管的原则是宁长勿短，宁大勿小。

4. 操作方法　插入口咽通气管置管方法分为直接放置法和反向插入法两种。由于反向插入法在开放气道及改善通气方面更为可靠，故临床上常用此法。

（1）反向插入法　操作者用一手的拇指与食指将患者的上唇齿与下唇齿分开，另一手将口咽通气管的咽弯曲部分向上，从后臼齿处插入口腔，当其内口接近口咽后壁时，即将其旋转180°，顺势向下推送，使弯曲部分的下面压住舌根、上面抵住口咽后壁。合适的口咽通气管位置应使其末端位于患者的上咽部，将舌根与口咽后壁分开，使下咽部到声门的气道通畅。

（2）检测是否通畅　将手掌放于口咽通气管外口，感觉有无气流，或以少许棉絮放于外口，观察有无随患者的呼吸而运动。还应观察胸壁运动幅度和听诊双肺呼吸音。检查口腔，以防止舌或唇夹置于牙和口咽通气管之间。

5. 注意事项

（1）保持管道通畅　及时清理呼吸道分泌物，防止误吸、窒息，注意密切观察导管有无脱出，以免导致气道阻塞。

（2）加强气道湿化　导管外口盖一层生理盐水纱布，又能起到湿化气道并防止吸入异物和灰尘的作用。

（3）监测生命体征　要严密观察患者的生命体征及病情变化，并随时记录，又要备好各种抢救物品和器械，必要时配合医生行气管内插管术。

（二）鼻咽通气管植入术

鼻咽通气管是不带气囊、由橡胶或塑料制成的通气导管。主要作用是预防舌根后坠和减少吸痰对鼻黏膜的损伤。对咽喉部的刺激性小，患者更易耐受。

1. 适应证

（1）各种原因引起的不完全呼吸道梗阻，不能耐受口咽通气管及使用效果不佳者。

（2）牙关紧闭，不能经口吸痰，防止反复经鼻腔吸痰导致鼻腔黏膜损伤者。

2. 禁忌证

（1）鼻腔各种疾患，如鼻息肉、鼻腔畸形、鼻外伤、鼻腔炎症、鼻出血等。

（2）颅底骨折、脑脊液耳鼻漏者。

3. 物品准备　选择合适的鼻咽通气管，比较通气管的外径和患者鼻孔的内径，选择尽可能大又易于通过鼻腔的导管，其长度为鼻尖到耳垂的距离。

4. 操作方法　患者取仰卧位，鼻咽通气管外涂麻醉胶润滑。选择鼻腔通畅的一侧，局部喷雾血管收缩剂如1%的麻黄素，然后将通气管沿鼻腔置入，并沿鼻腔中线，经舌根至咽后壁。按压胸部可见气流从导管内冲出，或从导管内吹气见胸廓抬动，证明位置正确。导管不可插入过深，以免进入食管，出现胃胀气，或刺激喉部产生喉痉挛。操作时动作宜轻柔，减轻对鼻黏膜的损伤。

5. 注意事项

（1）每日做好鼻腔护理，鼻孔与鼻咽通气管间涂油，及时清除鼻腔分泌物，保持鼻咽通气管通畅。

（2）做好气道湿化，防止因鼻黏膜干燥引起出血。

（3）置管时动作轻柔，以免引起鼻黏膜损伤。每1~2天更换一次鼻咽通气管，两侧鼻孔交替插入。

（4）保持吸氧管的通畅，及时吸痰，确保无痰痂阻塞，并注意鼻咽通气管使用时评价痰液吸引和氧疗效果。

（三）喉罩植入术

喉罩远端是一个可以充气的喉面罩，充气后覆盖于喉的入口，可以行暂时的机械通气，是介于面罩和气管插管之间的一种新型维持呼吸道通畅的装置。

1. 适应证

（1）现场急救复苏需紧急通气者。

（2）代替气管插管。

（3）作为某些手术时的常规通气道，如头颈部手术、支气管镜检查等。

2. 禁忌证

（1）饱食、腹内压过高、有胃内容物反流误吸危险者。

（2）肺顺应性降低或气道阻力高需正压通气者。

（3）咽喉部病变致呼吸道梗阻者或张口度小而难以植入者。

3. 用物准备　合适的喉罩、胶布、吸引装置等。

4. 操作方法

（1）患者仰卧位，清除口腔内分泌物，头、颈部轻度后仰。

（2）置入喉罩　分盲探和明视插入法。一般常用盲探插入法，操作者左手向下推开下颌，右手持喉罩，罩口朝向下颌，沿口腔中线向下置入，贴咽后壁继续插入直至有明显阻力。用左手固定导管外端，充气使喉罩自行密闭。

（3）喉罩放置的位置正确　喉罩远端固定于气管开门处，套囊前端紧贴食管上段括约肌前壁，套囊后上部紧贴舌根，并抵向前方。

5. 注意事项

（1）使用喉罩前患者应禁食。喉罩不能防止胃内容物误吸，使用过程中应及时清除气道内分泌物。

（2）注意观察喉罩使用后患者呼吸改善的情况，并及时听诊双肺呼吸音。

（3）喉罩不适用于长期机械通气者。

（四）气管内插管术

气管内插管术是指将特制的气管导管通过口腔或鼻腔插入气管的技术，是通畅气道最有效的方法，也是建立人工气道的可靠途径。它不仅便于清除呼吸道分泌物，维持气道通畅，还为给氧、人工通气、气管内给药等提供条件。因此，在危重病患者的抢救和治疗中具有极其重要的作用。

1. 适应证

（1）各种原因所致的呼吸衰竭需有创机械通气者。

（2）需心肺复苏及气管内麻醉者 。

（3）呼吸道分泌物不能自行咳出需直接清除或吸除气管内分泌物者。

（4）误吸患者插管吸引，必要时做肺泡冲洗术者。

2. 禁忌证　气管插管没有绝对的禁忌证，但当患者有下列情况时应慎重考虑。

（1）喉头水肿或黏膜下血肿，急性喉炎、会厌炎等。

（2）咽喉部血肿或脓肿。

（3）面部骨折、颈椎骨折或脱位者。

（4）肿瘤压迫或侵犯气管壁，插管可导致肿瘤破裂者。

3. 物品准备 气管插管盘，内有麻醉喉镜、气管导管、气管导管衔接管、牙垫、导管管芯、吸痰管、注射器、开口器，以及供给正压通气的呼吸器及氧气等。

4. 操作方法

（1）检查导管气囊是否漏气，插入导管芯，管芯位于离气管导管前端开口 1cm 处。用液状石蜡纱布润滑导管前端及喉镜末端。检查患者口腔有无异物、活动义齿及舌后坠等。

（2）患者仰卧，头后仰，颈部上抬，使口、咽、气管基本重叠于一条轴线。对呼吸困难或呼吸停止的患者，插管前使用简易呼吸器给予氧气进行充分通气，以免因插管而加重缺氧。

（3）操作者立于患者头侧，右手拇指、食指及中指拨开患者上、下唇并提起下颌使口腔张开。左手持喉镜沿右口角置入口腔，将舌体稍向左推开，使喉镜片移至正中位，此时可见悬雍垂。沿舌背慢慢推进喉镜片使其顶端抵达舌根，稍上提喉镜，可见会厌的边缘。继续推进喉镜片，使其顶端达舌根与会厌交界处，然后上提喉镜，以挑起会厌而显露声门（图 10-5）。

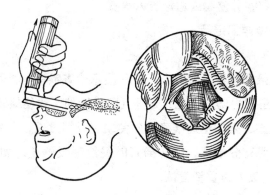

图 10-5 喉镜挑起会厌腹面暴露声门

（4）右手拇指、食指及中指以握笔式手势持气管导管，斜口端对准声门裂，在患者吸气末轻柔地插过声门而进入气管内。在气管导管的气囊过声门后，将导管芯拔出，继续插至所需深度（成年女性插管深度距门齿 20~22cm，成年男性 22~24cm），放牙垫于上、下唇之间，退出喉镜（图 10-6）。

（5）连接简易呼吸气囊，助手双手协助挤压气囊，听诊两肺呼吸音是否对称，确定气管导管在气管内，且位置适当后，用长胶布、寸带将导管与牙垫一起妥善固定，防止移位或脱出。

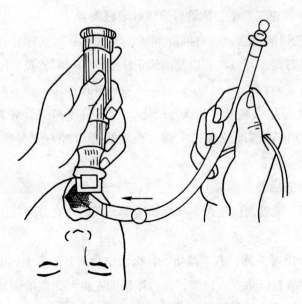

图 10-6　气管插管时持管与插入方法

（6）用注射器向气囊内注气 5～10mL，使导管与气管壁密闭，便于辅助呼吸或控制呼吸，并可防止呕吐物、口腔分泌物或血液流入气管。

（7）整理用物，并做详细记录。

5. 注意事项

（1）插管前，检查插管用具是否齐全，尤其注意检查喉镜是否明亮。插入的导管粗细应合适，过细会使呼吸道阻力增加，尤其是呼气阻力增加，致使缺氧。

（2）插管动作要轻柔，操作迅速准确，勿使缺氧时间过长，以免引起反射性心搏、呼吸骤停。行气管插管前要充分给氧，以防插管时突然呼吸停止，加重缺氧。30 秒插管未成功应先给予 100% 氧气吸入再重新尝试。

（3）插管后吸痰时，必须严格无菌操作。经导管吸入气体必须注意湿化，防止气管内分泌物稠厚结痂，影响呼吸道通畅。

（4）经口气管内插管时间不宜过长，一般不超过 48～72 小时，经鼻插管不超过 1 周，以免因气囊压迫气管而发生并发症，如需继续使用者，应行气管切开。

（五）气管切开术

气管切开术是指切开颈段气管前壁，插入气管套管，建立新的通道进行呼吸的一种技术。与其他人工气道相比较，其套管内径较大，导管较短，可减少无效腔和降低气道阻力，易于清除气道内的分泌物，便于应用机械通气或加压给氧。但其操作复杂且费时，在紧急情况下不宜使用。

1. 适应证

（1）急性喉炎、喉水肿、急性会厌炎、上呼吸道烧伤、喉及气管异物，以及喉和气管外伤伴软组织肿胀、骨折等引起的上呼吸道阻塞等。

（2）各种原因引起的昏迷、下呼吸道炎症、胸部外伤、手术后不能有效排痰以致下呼吸道分泌物阻塞者。

（3）已行气管插管，但仍不能顺利排除支气管内分泌物或仍需较长时间应用呼吸机辅助呼吸者。

（4）某些颌面部、口腔与咽喉等部位的手术、需行吸入麻醉者；呼吸道异物不能经喉取出者。

2. 禁忌证

（1）严重出血性疾病。

（2）气管切开部位以下占位性病变引起的呼吸道梗阻。

3. 用物准备

（1）气管切开包：气管套管1套（小儿0~3号，成人4~6号）、剪刀2把（尖头、弯头各1把）、有齿镊1把、无齿镊1把、直头止血钳4把、弯盘1个、药杯1个、5mL注射器1支、7号针头2根、3号刀柄2个、刀片2片、气管钩2个、拉钩4个、三角缝针2根、巾钳4把、导尿管2根、气管垫2块、治疗巾4块、纱布8块、缝线2卷。

（2）其他 无菌手套、皮肤消毒用品、生理盐水、1%普鲁卡因、吸引器、吸痰管。

4. 操作方法

（1）患者仰卧，肩部垫高，头后仰并固定于正中位，保持下颏、喉结、胸骨切迹在一条直线上，便于暴露和寻找气管。如果患者不能平卧，可半卧位，头后仰。

（2）手术区常规消毒下颌骨下缘至上胸部皮肤，戴无菌手套，铺洞巾。

（3）用1%~2%普鲁卡因或2%利多卡因于颈前中线做局部浸润麻醉。成人上始甲状软骨，下止胸骨上切迹。如情况紧急或患者深昏迷，可不必麻醉。

（4）用左手拇指和食指固定甲状软骨，右手持刀在环甲软骨与胸骨上窝上方1~1.5cm处沿颈前正中线做一3~5cm长的切口，逐层暴露气管。确认并切开第3~4气管软骨环或4~5气管软骨环，吸出气管内血液和分泌物。

（5）气管切开后，插入合适的气管套管，拔出管芯，插入内管，检查套管是否通畅。将套管的带子缚于颈后固定（打死结）。若切口过长可在切口上方缝1~2针，套管周围填塞引流纱布条，用中间剪开的纱布在套管下两侧覆盖切口。

（6）整理用物，并做详细记录。

5. 注意事项

（1）固定牢固，防止脱出。术后要随时调节固定带的松紧，以在固定带与皮肤之间刚好容纳一指为适宜。过松套管易脱出，过紧则影响血液循环。

（2）保持气道湿润、通畅。保持病室内湿度在60%。及时吸痰，清理气道时所用吸痰管管径不可太大，一般不超过金属内套管管径的1/2，以免阻塞气道。若不进行机械通气，气管套管口可用1～2层湿润的无菌盐水纱布覆盖，一方面可以湿润吸入气体，另一方面可以防止异物进入。定期向气管套管内滴入0.45%的无菌生理盐水或2%的碳酸氢钠，以湿润气道、稀释痰液。气管切开的患者，如果突然出现呼吸困难、发绀、烦躁不安，应注意有气道堵塞的可能。

（3）气管切开使用的金属内套管，通常每4～8小时更换一次，并用清水清洗干净，煮沸消毒。内套管取出的时间不可超过30分钟，以免外套管管腔因分泌物干稠结痂而堵塞。

（4）气管切开患者的给氧，不可将氧导管直接插入内套管，而需用"丁"字形管或吸氧面罩。

（5）保持气管切开伤口周围皮肤的清洁、干燥，及时更换伤口敷料。更换敷料时应注意观察切口有无红、肿、热、痛、分泌物增多等感染征象，必要时局部应用抗生素。

（6）病情好转后，应先试行堵管，再正式拔管。堵管应逐步由1/3到1/2直至全堵。堵管栓要牢固，防止吸入气管。堵管时要严密观察患者的呼吸，若出现呼吸困难，应及时除去堵管栓。若全堵24～48小时后患者呼吸平稳、发音正常，即可拔管。

（7）拔管后，消毒伤口周围皮肤，用蝶形胶布拉拢粘合，不必缝合，其上盖以无菌纱布，2～3天后创口即可愈合。

（六）环甲膜穿刺术

环甲膜穿刺术是通过用粗针头、刀或其他任何锐器从环甲膜刺入，建立新的呼吸道，快速解除气道阻塞和（或）窒息，暂时缓解患者的缺氧情况的一种最简单、最迅速的急救措施。只在紧急情况下使用，具有简便、快捷、有效的优点，是现场急救的重要组成部分，并可为气管内插管或气管切开等进一步的救治工作赢得时间。

1. **适应证**

（1）缓解喉梗阻，尤其是声门区阻塞，严重呼吸困难，不能及时气管切开建立人工气道者。

（2）牙关紧闭，经口、鼻插管失败者，为喉、气管内其他操作准备。

（3）气管内给药。

2. **禁忌证**

（1）有出血倾向者。

（2）已明确呼吸道梗阻在环甲膜以下者。

3. **物品准备** 环甲膜穿刺针或16号抽血用粗针头、T形管、吸氧装置。

4. **操作方法** 患者平卧或斜坡卧位，头部保持正中，尽可能使颈部后仰。常规消毒环甲膜区的皮肤。在环状软骨与甲状软骨之间正中处可触及一凹陷，即环甲膜（图10-7）。左手食指和拇指固定环甲膜处的皮肤，右手持注射器垂直刺入环甲膜，到达喉腔时有落空感，回抽注射器有空气抽出或穿刺针管口有空气排出，患者可出现咳嗽反射，固定注射器于垂直位置。以T形管的上臂与针头连接，下臂连接氧气，也可以左手固定穿刺针头，以右手指间歇地堵塞T形管上臂的另一端开口处而行人工呼吸。同时可根据穿刺目的进行其他操作，如注入药物等。

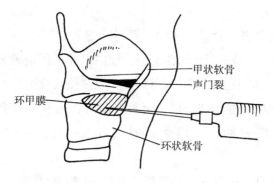

甲状软骨
声门裂
环甲膜
环状软骨

图 10-7　环甲膜穿刺位置

5. 注意事项

（1）穿刺针留置时间不宜过长，一般不超过24小时。

（2）穿刺时进针不要过深，避免损伤喉后壁黏膜。

（3）术后如患者咳出带血的分泌物，嘱患者勿紧张，一般均在1～2天内即消失。穿刺部位有明显出血应及时止血，以免血液流入气管内。如遇血凝块或分泌物阻塞穿刺针头，可用注射器注入空气或用少许生理盐水冲洗，以保证其通畅。

二、 气道异物清除法 （海姆利希手法）

海姆利希手法（Heimlich Maneuver）主要用于异物卡喉窒息患者的急救，由 Heimlich 教授发明，在美国，海姆利希手法已正式列入 CPR。

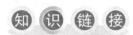

海姆利希急救法原理

可以将人的肺部设想成一个气球，气管就是气球的气嘴儿，假如气嘴儿被异物阻塞，可以用手捏挤气球，气球受压，球内空气上移，从而将阻塞气嘴儿的异物冲出，这就是海氏腹部冲击法的物理学原理。

（一）适应证

1. 溺水患者 用于抢救溺水患者，以排除其呼吸道的液体，保持患者的呼吸道通畅。

2. 呼吸道异物 用于呼吸道异物的排除，主要用于呼吸道完全堵塞或严重堵塞的患者。

（二）操作方法

严重气道阻塞患者可出现呼吸表浅、进行性呼吸困难、发绀，并伴有喘息，救援者应及时处理。急救方法如下。

1. 成人 抢救者站在患者背后，用两手臂环绕患者腰部。一手握拳，拇指一侧放在患者胸廓下和脐上的腹部。另一只手抓住拳头快速向上冲击压迫患者的腹部。不要挤压胸廓，冲击力仅限于抢救者的手上，不能双臂加压。反复使用直到异物排出。

2. 意识不清者 将患者置于仰卧位，抢救者骑跨在患者大腿上，将一手的掌根置于脐上方，另一只手放在第一只手上，用身体的重量，快速向上冲击压迫患者的腹部，反复使用直到异物排出。

3. 自救 清醒患者自己握拳压迫上腹部（方法同成人抢救方法）。患者也可自己将上腹部对着一坚硬物边缘，如椅背、桌子边缘、扶手栏杆等，快速向上冲击压迫上腹部，反复使用直至异物排出。

4. 婴幼儿 抢救儿童需做 Heimlich 手法时，动作应轻柔些。抢救小于 1 岁的婴儿时，也可将其头朝下提起，在背部轻拍数下。也可将婴儿放在急救人员的腿上，头向下，再做腹部推压 3~4 次，看到异物后取出。

（三）注意事项

1. 海姆立克手法虽然有一定的效果，但也可能带来一定的危害，尤其对老年人，因其胸腹部组织的弹性及顺应性差，故容易导致损伤的发生，如腹部或胸腔内脏的破裂、撕裂及出血、肋骨骨折等，故发生呼吸道堵塞时，应首先采用其他方法排除异物，在其他方法无效且患者情况紧急时才能使用该法。

2. 以上方法未见效时，可借用器械如喉镜、压舌板、开口器、手术钳、负压吸引装置等进行直视下取异物或吸引气道内分泌物。

三、 体外除颤术

除颤术是要向患者心脏发放一定强度的电脉冲。发放的形式有两种：同步电除颤是在患者自身心律的有效不应期中传递电脉冲；非同步电除颤是在整个室颤期间的任意时刻传递电脉冲。强大的电流可使心肌细胞在短时间内同时除极，然后进入静息期，从而打断了心律失常的折返环，造成了心脏短暂静止，窦房结便可乘机重新控制和主导心脏的活动，恢复窦性心律。

（一）适应证

1. 非同步电除颤

（1）心室颤动、心室扑动。

（2）心脏停搏。

（3）电-机械分离。

2. 同步电除颤

（1）房颤发病的时间在 1 年以内，药物治疗无效，无明显心脏扩大，出现生命体征改变者。

（2）心室率较快的房扑。

（3）药物和其他治疗无效，且出现明显血流动力学改变的室上性心动过速和室性心动过速者。

（4）合并有预激综合征的异位快速心律失常，在诊断和选药较困难的情况下，亦可用同步电除颤治疗。

（二）禁忌证

1. 病史较长，反复发作而药物难以维持疗效的房颤、室上性心动过速等。

2. 伴有高度或完全性房室传导阻滞的异位性快速心律失常。

3. 伴有病态窦房结综合征的快速心律失常。

4. 洋地黄中毒所致的快速心律失常。

5. 低血钾者。

（三）物品准备

除颤仪、导电糊、纱布、简易呼吸器，吸氧、吸痰装置和抢救药品。

（四）操作方法

1. 备物携至患者床旁，核对并安置患者去枕平卧于硬板床上，去除患者身上的导电物质，松解衣扣，暴露胸部。

2. 接好除颤仪电源线，连接心电导联线，打开除颤电源开关。了解患者心电图情况。

3. 根据患者情况选择心脏电复律的方式。一般情况下，心搏骤停选用非同步电除颤，房扑、室上性心动过速等心律失常选用同步电除颤。

4. 在电极板涂上适量导电糊或包以数层盐水浸过的纱布，保证电极板与患者皮肤接触良好。

5. 选择所需电能，将按钮选择键调至所需除颤能量充电。成人首次除颤电能为200J，如无效，最大可增至360J。

6. 将电极板分别置于胸骨右缘第二肋间及左腋前线第五肋间位置（图10-8），并用力按紧，双手同时按下放电按钮进行放电，在放电结束之前不能松动，以保证低阻抗，有利于除颤成功。

7. 放电后立即观察患者心电示波，了解除颤效果。如除颤未成功，可加大电能再次除颤，同时寻找失败原因，并采取相应措施。

8. 操作完毕，关闭能量开关，回复至零位，电极板放回原处。

9. 清洁皮肤，安置好患者；监测患者心率、心律。

10. 整理床单位，清理用物。

11. 洗手，记录。

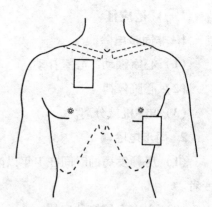

图 10-8　体外电除颤电极标准位置

（五）注意事项

1. 使用前应检查除颤仪各项功能是否良好，并按要求放置电极板。

2. 电除颤时的电压高达几千伏，操作时任何人不得接触患者和床，以免触电。

3. 除颤器用后及时清除电极板上的导电糊，防止其干涸造成表面不平，下次除颤时导致皮肤烧伤。

4. 尽早行电除颤。有研究表明，在没有其他抢救措施的情况下，室颤出现后的 4 分钟之内如能早期除颤，其除颤成功率仍可达到 50% ~ 70%。

5. 对 1 ~ 8 岁儿童，最好使用儿科型剂量衰减 AED，如果没有，可使用普通 AED。对于婴儿（小于 1 岁），建议使用手动除颤器，如果没有，可使用儿科型剂量衰减 AED，如果两者都没有，可使用普通 AED。

四、外伤止血、包扎、固定、搬运

（一）止血

成年人的血液总量占其体重的 7% ~ 8%。比如一位体重 60kg 的人，全身血量为 4000 ~ 5000mL，若失血量≤10%，可出现头昏、交感神经兴奋症状甚至无任何反应；失血量达到总血量的 20%（800 ~ 1000mL）以上时，患者便出现脸色苍白、大汗淋漓、手脚发凉、呼吸急促、心慌气短等症状，脉搏快而细，血压下降，继而出现出血性休克；当出血量达到总血量的 30% 以上时，患者将出现严重的失血性休克，如不及时抢救，短时间内可危及患者的生命或发生严重并发症。因此，外伤出血是最需要急救的危重症之一，止血术是外伤急救技术的首要技术。

1. **适应证**　凡有外出血的伤口均需止血。

2. **禁忌证**

（1）需要施行断肢（指）再植者不用止血带。

（2）特殊感染截肢不用止血带，如气性坏疽截肢。

（3）凡有动脉硬化症、糖尿病、慢性肾病肾功能不全者，慎用止血带。

3. **物品准备**　绷带、无菌敷料、三角巾、干净的手帕或布料、止血带等。

4. **操作方法**　止血的方法有指压止血、加压包扎止血、填塞止血、止血带止血等。

（1）指压止血法　用护士的手指、手掌或拳头压迫伤口近心端的动脉，这些动脉一般经过骨骼表面，能阻断血液流通，起到临时、快速止血的目的。指压止血法是一种不需要任何器械、简便、有效的止血方法，但因为止血时间短暂，常需要与其他方法结合进行。主要适用于中等或较大动脉的出血，以及较大范围的静脉和毛细血管出血。常用指压点及按压方法如下：

1）头顶部出血　一手拇指压迫同侧耳屏前方颧弓根部的搏动点（颞浅动脉），将动脉压向颞骨（图10-9）。

2）颜面部出血　一只手的拇指和食指或拇指和中指分别压迫双侧下颌骨下缘、咬肌前缘的搏动点（面动脉），将动脉压向下颌骨，阻断面动脉血流（图10-10），另一只手固定患者头部。

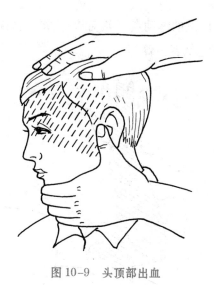

图 10-9　头顶部出血　　　　　　　　图 10-10　颜面部出血

3）头后部出血　压迫同侧耳后乳突下稍后方的搏动点（枕动脉），将动脉压向乳突，阻断枕动脉血流（图10-11）。

4）头颈部出血　用拇指或其他四指压迫同侧气管外侧与胸锁乳突肌前缘中间之间的搏动点（颈总动脉），用力压向第五颈椎横突，阻断颈总动脉血流。压迫颈总动脉止血时应尽量避免长时间压迫，绝对禁止同时压迫双侧颈总动脉，以免引起脑缺氧（图10-12）。

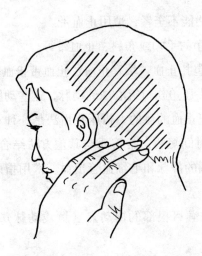

图 10-11　头后部出血

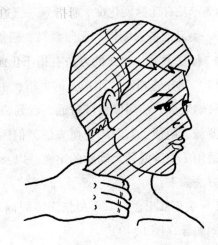

图 10-12　头颈部出血

5）肩部、腋部出血　压迫同侧锁骨上窝中部的搏动点（锁骨下动脉），将动脉压向深处的第 1 肋骨（图 10-13），阻断锁骨下动脉血流。

6）前臂出血　用一手拇指压迫同侧上臂中段内侧的搏动点（肱动脉），将动脉压向肱骨干（图 10-14），阻断肱动脉血流，另一只手固定患者手臂。

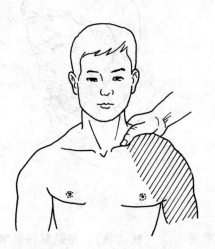

图 10-13　肩部、腋部出血

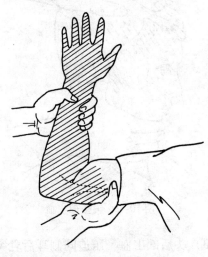

图 10-14　前臂出血

7）手部出血　用双手的拇指分别压迫伤侧手掌腕横纹稍上方的内、外侧搏动点（桡动脉和尺动脉），将动脉压向桡骨和尺骨，阻断桡动脉和尺动脉血流。因为桡动脉和尺动脉在手掌部有广泛吻合支，所以必须同时双侧压迫（图 10-15）。

8）大腿出血　压迫伤肢腹股沟中点稍下方的搏动点（股动脉），用拳头或两手的拇指交叠用力将动脉压向耻骨上支（图 10-16），阻断股动脉血流。

9）足部出血　用双手拇指分别压迫伤脚足背中部近脚踝根处搏动的胫前动脉及足跟内侧与内踝之间的胫后动脉（图10-17），阻断胫前动脉和胫后动脉血流。

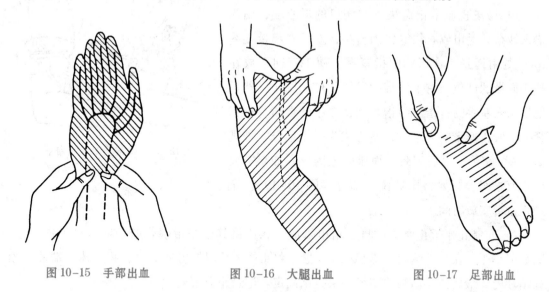

图 10-15　手部出血　　　　　图 10-16　大腿出血　　　　　图 10-17　足部出血

（2）加压包扎止血法　这是一种临床上最常用的止血方法，先用无菌敷料或衬垫覆盖伤口，再用三角巾或绷带适当加压包扎，包扎范围应该比伤口稍大，同时将受伤部位抬高，达到止血目的。在没有无菌纱布时，可使用消毒毛巾、餐巾等替代。适用于全身各部位的小动脉、中静脉、小静脉或毛细血管出血。

（3）填塞止血法　适用于颈部、肩部、腹股沟和臀部等部位较大而深的伤口出血，即先用镊子夹住无菌纱布塞入伤口内，再用绷带、三角巾或纱布加压包扎固定（图10-18）。

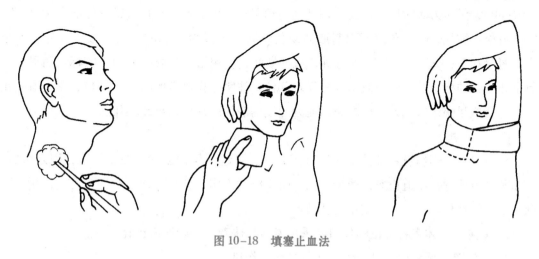

图 10-18　填塞止血法

（4）止血带止血法　四肢有大血管损伤，或伤口大、出血量多时，采用以上止血方法仍不能有效止血而有生命危险时，可选用此方法。常用的止血带止血方法有：

1）橡皮止血带止血法　在伤口的近心端，用棉垫、纱布、毛巾或衣物等作为衬垫，左手在离带端约10cm处由拇指、食指和中指紧握，使手背向下放在扎止血带的部位，右手持带中段绕伤肢一圈半，然后把带塞入左手的食指与中指之间，左手的食指与中指紧夹一段止血带向下牵拉，使之成为一个活结，外观呈"A"字形，最后记录止血带安放时间。如果需要松止血带时，只要将尾端拉出即可（图10-19）。记录止血带安放时间。

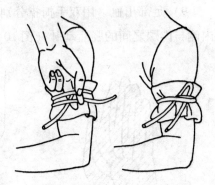

图10-19　橡皮止血带止血法

2）布制止血带止血法　将三角巾折成带状或将其他布带绕伤肢一圈，打个蝴蝶结；取一根小棒穿在布带圈内，提起小棒拉紧，将小棒依顺时针方向绞紧，将绞棒一端插入蝴蝶结环内，最后拉紧活结并与另一头打结固定。记录止血带安放时间。

3）充气止血带止血法　在伤口的近心端垫好衬垫（绷带、毛巾、平整的衣物等）。然后将止血带缠在肢体上。最后打开充气阀开关，冲气至压力表指针到300 mmHg（上肢）或500mmHg（下肢）。记录止血带安放时间。

4）注意事项：①部位准确：止血带应放在伤口的近心端，尽量靠近伤口但不能直接接触伤口且应避免神经受压；②下加衬垫：上止血带前，先要用毛巾或其他布片、棉垫作衬垫，止血带不能直接扎在皮肤上，防止软组织坏死；紧急时，可将裤脚或袖口卷起，止血带扎在其上；③压力适当：止血带的标准压力上肢为250～300mmHg，下肢为300～500mmHg，无压力表时以刚好使远端动脉搏动消失、出血停止、止血带最松状态为宜；④定时放松：结扎时间过久，可引起肢体缺血坏死。上止血带总的时间一般不应超过5小时，每隔0.5～1小时放松2～3分钟，放松期间，应用指压法临时止血；⑤标记明显：要有上止血带的标志贴在前额或胸前易发现部位，注明上止血带的时间和部位；用止血带止血的患者应尽快送医院处置，防止出血处远端的肢体因缺血而导致坏死。

（二）包扎

伤口包扎在创伤患者急救中应用范围较广，可起到保护创面，减少污染，固定敷料、药品和骨折位置，压迫止血，减少疼痛，防止继发损伤，有利于伤口早期愈合的作用，因此对于开放性伤口，应尽早使用包扎技术。

1. 适应证　体表各部位的伤口除采用暴露疗法者，一般均需包扎。

2. 禁忌证　厌氧菌感染、犬咬伤需暴露的伤口。

3. 物品准备　常用的包扎材料有三角巾、无菌敷料、绷带、创可贴、尼龙网套、胶带或就便器材如毛巾、头巾、衣服等。

4. 操作方法

（1）三角巾包扎　三角巾制作方便，包扎方法较易掌握，尤其在大面积包扎时优于绷带包扎，为现场急救常用的包扎技术。包扎要做到快速、熟练、轻巧，以免碰触伤口，加重伤口的疼痛和损伤。包扎既要牢靠，但又要松紧适宜，以免引起血液循环障碍。用三角巾包扎前，应先在伤口上垫敷料，再行包扎。

1）头顶部包扎法　将三角巾的底边叠成约两横指宽，边缘置于患者前额齐眉处，顶角向后。三角巾的两底角经两耳上拉向头后部交叉并压住顶角，再绕回前额齐眉打结，最后将枕后的顶角向上反折嵌入底边内（图10-20）。

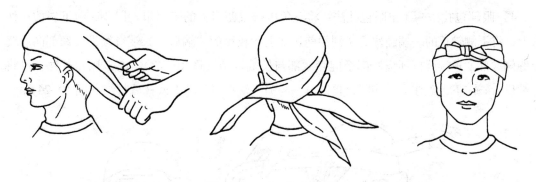

图 10-20　头顶部包扎法

2）面具式包扎法　把三角巾顶角打结并放在头正中，两手拉住底角罩住面部，然后双手持两底角拉向枕后交叉，最后在额前打结固定。在眼、口、鼻处提起三角巾，用剪刀各剪一个小口（图10-21），主要用于颜面部外伤。

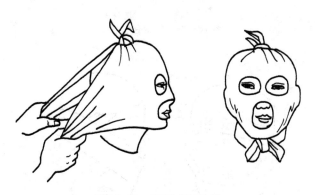

图 10-21　面具式包扎法

3）风帽式包扎法　将三角巾底边中点及顶角各打一结。顶角放在前额部，底边中点结放在后脑勺下方。两角向面部拉紧，包绕下颌，交叉拉至枕后打结（图10-22）。

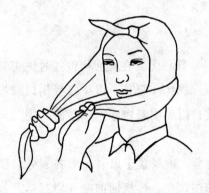
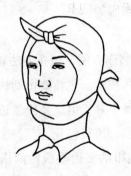
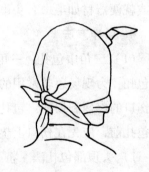

图 10-22　风帽式包扎法

4）眼部包扎法　①单眼包扎法：将三角巾折成四指宽的带状巾，以 2/3 向下斜放在伤眼上，将下侧较长的一端经枕后绕到额前压住上侧较短的一端后，长端继续沿着额部向后绕至健侧颞部，短端反折环绕枕部至健侧颞部与长端打结（图 10-23）。②双眼包扎法：可将上端反折斜向下，盖住另一伤眼，再绕耳下与另一端在对侧耳上或枕后打结（图 10-24）。

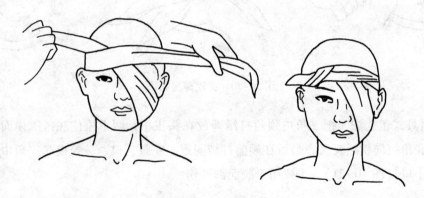

图 10-23　单眼包扎法

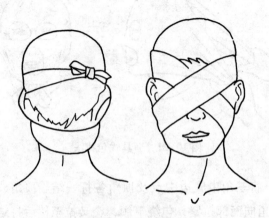

图 10-24　双眼包扎法

5）肩部伤包扎法　①单肩燕尾式包扎法：三角巾折叠成燕尾式，大片在后压住小片，放于伤侧肩上，燕尾夹角对准伤侧颈部。燕尾底边两角包绕上臂上部并打结。拉紧两燕尾角，分别经胸、背部至对侧腋前或腋后线处打结（图10-25）。②双肩燕尾式包扎法：三角巾折叠成燕尾式，燕尾式角约100°，披在双肩上，燕尾式夹角对准颈后正中，燕尾角过肩，由前向后包肩于腋前或腋后，与燕尾底边打结（图10-26）。

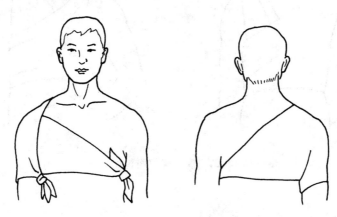

图 10-25　单肩燕尾式包扎法

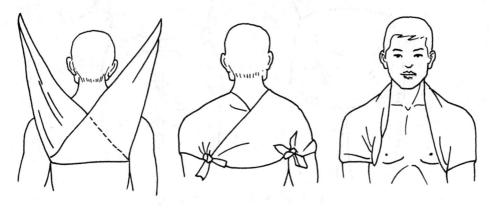

图 10-26　双肩燕尾式包扎法

6）胸、背部伤包扎法　三角巾折叠成燕尾式，置于胸前，夹角对准胸骨上凹。两燕尾角过肩于背后，将燕尾顶角系带，围胸与底边在背后打结。然后，将一燕尾角系带拉紧绕横带后上提，再与另一燕尾角打结（图10-27）。

7）腹部三角巾包扎法　将三角巾底边向上，顶角向下横放在腹部。两底角围绕到腰部后打结。顶角由两腿间拉向后面与两底角连接处打结（图10-28）。

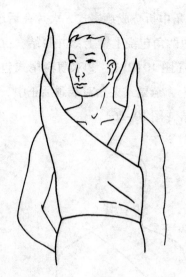
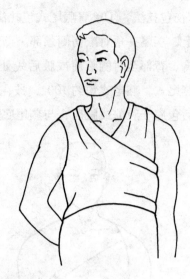

图 10-27 胸、背部伤包扎法

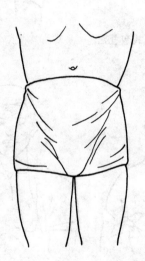
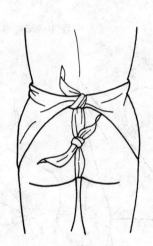

图 10-28 腹部三角巾包扎法

8）双侧臀部蝴蝶式包扎法　把两条三角巾的顶角连接处置于腰部正中，然后将两三角巾的一底角围腰打结。再取另两底角分别绕过大腿内侧，与相对的边打纽扣结（图 10-29）。

9）上肢三角巾包扎法　将三角巾一底角打结后套在伤侧手上，结的余头留稍长些备用，另一底角沿手臂后侧拉到对侧肩上，顶角包裹伤肢，前臂曲至胸前，拉紧两底角打结，并起到悬吊作用（图 10-30）。

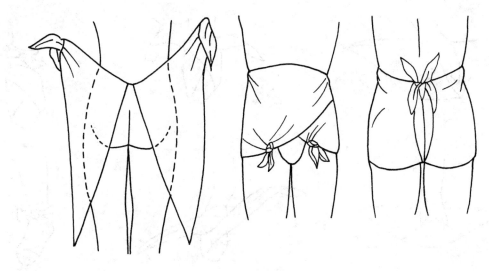

图 10-29　双侧臀部蝴蝶式包扎法

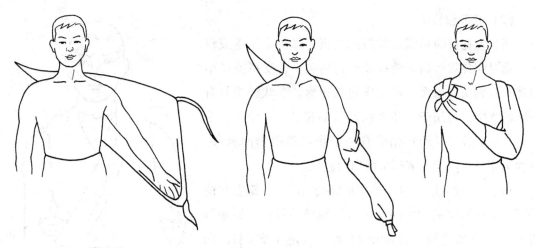

图 10-30　上肢三角巾包扎法

10）手（足）三角巾包扎法　将三角巾展开，手指或足趾尖对向三角巾的顶角，手掌或足平放在三角巾的中央，指缝或趾缝间插入敷料。将顶角折回，盖于手背或足背。两底角分别绕到手背或足背交叉，再在腕部或踝部围绕一圈后在手背或足背打结（图 10-31）。

11）膝部（肘部）带式包扎法　将三角巾折叠成适当宽度的带状。将中段斜放于伤部，两端向后缠绕，返回时分别压于中段上下两边，包绕肢体一周打结。

12）上肢悬吊包扎法　三角巾顶角对着伤肢肘关节，一底角置于健侧胸部过肩于背后。伤臂屈肘放于三角巾中部。另一底角包绕伤臂反折至伤侧肩部。两底角在颈侧方打结，顶角向肘前反折，用别针固定（图 10-32）。

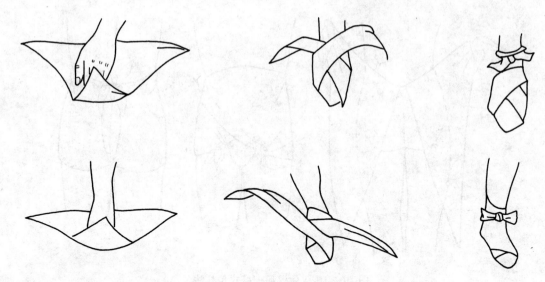

图 10-31　手（足）三角巾包扎法

（2）绷带包扎法

绷带包扎目的是固定敷料或夹板，以防止脱落或移位；临时或急救时固定骨折或受伤的关节；支持或悬吊肢体；对创伤性出血，可加压包扎止血。卷状绷带具有不同的规格，可用于身体不同部位的包扎，如手指，手腕，上、下肢等。纱布绷带有利于伤口渗出物的吸收，高弹力绷带适用于关节部位损伤的包扎。

1）环形包扎法　将绷带环形缠绕数圈，每圈盖住前一圈。为使固定更为牢固，可将始端稍呈斜状，斜角翻折压于 2、3 圈之间，尾端用胶布贴好固定或开叉打结固定。此法多用在包扎粗细均匀部位，如额部、胸部、腹部及腕部等的伤口，或在其他各种包扎的起始和结束时使用（图 10-33）。

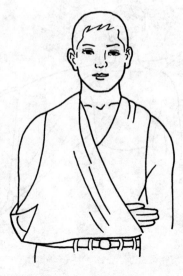

图 10-32　上肢悬吊包扎法

2）蛇形包扎法　先用绷带环形法缠绕数周，再把卷带斜行缠绕，每圈之间保持一定距离而不相重叠。此法用于固定敷料、夹板等（图 10-34）。

3）螺旋形包扎法　先用绷带环形法缠绕数周，然后呈螺旋状缠绕，每圈遮盖前圈的 1/3～1/2。此法用于上、下周径近似一致的部位，如上臂、大腿、躯干等（图 10-35）。

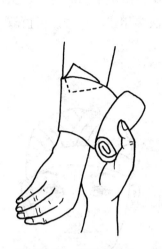

图 10-33　环形包扎法

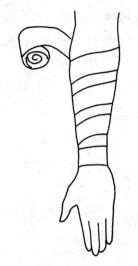

图 10-34　蛇形包扎法

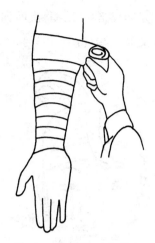

图 10-35　螺旋形包扎法

4）螺旋折转包扎法　此法与螺旋包扎法相同，但每圈必须反折。反折时，以左手拇指压住绷带的折转处，右手将卷带反折向下，然后围绕肢体拉紧，每圈盖过前圈的 1/3 ～ 1/2，每一圈的反折必须整齐地排列成一直线；但反转处不可在伤口或骨突起处。此法多用于肢体周径大小不等的部分，如前臂、小腿等（图 10-36）。

5）"8" 字形包扎法　用绷带斜形缠绕，向上、向下相互交叉做 "8" 字形包扎，依次缠绕。每圈在正面与前圈交叉，并叠盖前圈 1/3 ～ 1/2。此法多用于屈曲的关节部位，如肘、髋、膝、踝等关节（图 10-37）。

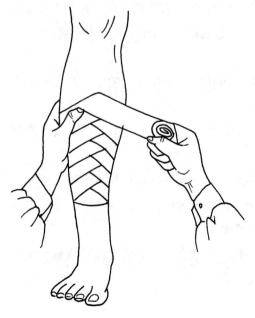

图 10-36　螺旋折转包扎法

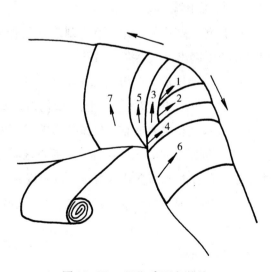

图 10-37　"8" 字形包扎法

6）回返式包扎法　在包扎部先做环形固定，然后从中线开始，做一系列的前后、左右来回反折包扎，每次回到起点；直至伤口全部被包住为止。此法多用于手指端、头顶部或截肢残端（图10-38）。

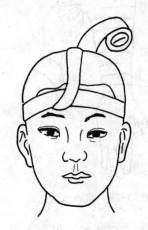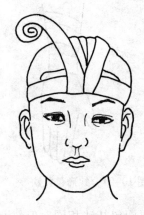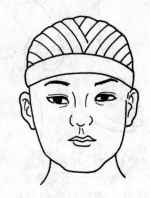

图10-38　回返式包扎法

（3）几种特殊伤的包扎处理

1）肢体离断伤的包扎　进行急救处理时，不完全离断的肢体，应使用夹板制动，以便转运和避免加重组织损伤；完全离断肢体的远端，应使用无菌敷料或用清洁的布料、毛巾等包裹后，再用塑料布或橡皮布包裹，周围放置冰块，然后迅速转运至医院。但不能浸泡在冰水之中，也不要让冰块直接接触皮肤，更不要用消毒液、盐水直接浸泡断肢。

2）腹部内脏脱出的包扎　如有脏器膨出，千万不要送回，应首先用无菌生理盐水浸湿的纱布覆盖脱出的脏器，并用大小合适的无菌治疗碗盖住，最后用三角巾包扎，包扎后再搬运。

5. 注意事项

（1）包扎伤口前，先简单清创并盖上消毒纱布；包扎时，动作轻柔敏捷，不可触碰伤口，以免引起出血、疼痛和感染。

（2）不能用水冲洗伤口（化学伤除外）。伤口表面的异物应除去，不能轻易取出伤口内的异物，脱出的内脏一般不能纳回伤口，防止感染。

（3）包扎松紧要适宜，过紧会影响局部血液循环，过松易导致敷料脱落或移动。

（4）包扎方向应从左到右、从远心端向近心端，以帮助静脉回流。无手指、足趾末端损伤者，包扎时要暴露肢体末端，以便观察末梢血液循环。

（5）包扎时患者应取舒适体位，伤肢保持功能位。严禁在伤口、骨隆凸处或易于受压部位打结。

（三）固定

对骨关节损伤和大面积软组织损伤及时有效的固定，能够限制骨折断端活动，减轻疼痛，避免血管、神经及重要脏器的进一步损伤，以及便于搬运。根据伤情选择固定器材，固定器材最理想的是夹板，紧急情况时就地取材。缺乏固定材料时也可以进行临时性的自体固定，如将受伤的上肢缚于上身躯干，或将伤肢同健肢缚于一起。

1. **适应证**　所有四肢骨折均应进行固定，脊柱骨折、骨盆骨折在急救中也应相对固定。

2. **物品准备**　固定材料有木制夹板、钢丝夹板、负压气垫、充气夹板、塑料夹板，可以用一些设备器材，如特制的颈部固定器、股骨骨折的托马固定架，紧要时也可根据现场条件就地取材：竹棒、木棍、树枝等。固定时还需另备纱布、绷带、三角巾或毛巾等。

3. **操作方法**　根据骨折部位不同的特点，采用相应的固定方法。

（1）锁骨骨折固定　将两条指宽的带状三角巾分别环绕两个肩关节，于肩部打结；再分别将三角巾的底角拉紧，在两肩过度后张的情况下，在背部将底角拉紧打结（图10-39）。

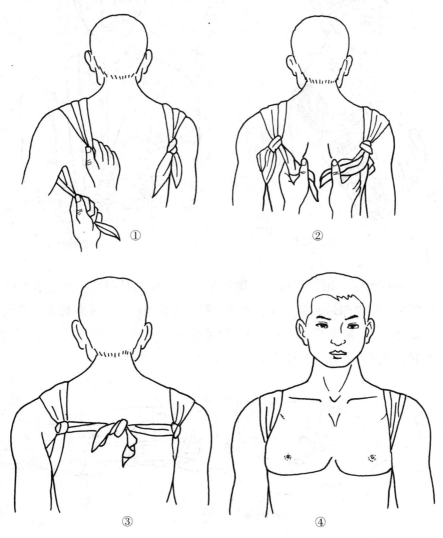

① ② ③ ④

图 10-39　锁骨骨折固定

（2）上臂骨折固定　如用一块夹板，于患侧腋窝内垫以棉垫或毛巾在上臂外侧安放垫好的夹板或其他代用品；如用两块夹板，则分别置于上臂的后外侧和前外侧，然后用绷带或毛巾等在骨折的上、下端固定。绑好后，使肘关节屈曲 90°，将患肢捆于胸前，再用三角巾或绷带将其悬吊于胸前（图 10-40）。

（3）前臂骨折固定　将肘关节屈曲 90°，拇指向上，用衬好的两块夹板或代用物，其长度分别为肘关节内、外侧至指尖，分别置于患侧前臂的内、外侧，以布带或绷带绑好，再以三角巾或绷带将臂悬吊于胸前呈功能位（图 10-41）。

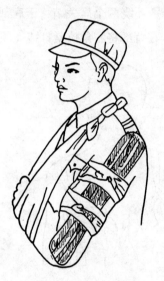

图 10-40　上臂骨折固定

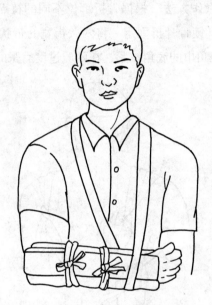

图 10-41　前臂骨折固定

（4）大腿骨折固定　用长木板（长度从腋下或腰部到足跟）放在患肢及躯干外侧，短夹板（长度从大腿根部到足跟）置于大腿内侧。在骨隆凸处、关节处和空隙处加衬垫，将髋关节、大腿中段、膝关节、小腿中段、踝关节同时固定，用绷带或三角巾分别在骨折上下端、腋下、腰部和关节上下打结固定（图 10-42）。

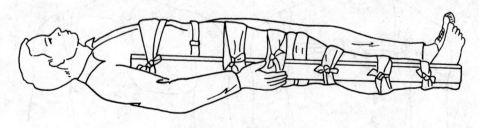

图 10-42　大腿骨折固定

（5）小腿骨折固定　用两块长度相等的夹板（长度相当于大腿根部到足跟）分别置于小腿内、外侧，在骨隆凸处、关节处和空隙处加垫软布或其他软织物后分段固定，足部用"8"字形固定，使脚与小腿呈功能位。无夹板时，也可用健肢固定（图10-43）。

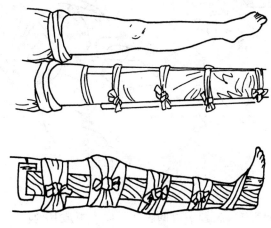

图10-43　小腿骨折固定

（6）骨盆骨折固定　用一条带状三角巾的中段放于腰骶部，绕髋前至小腹部打结固定，再用另一条带状三角巾中段放于小腹正中，绕髋后至腰骶部打结固定。屈膝，双膝下垫衣物，使髋部放松，减少骨盆部疼痛，两膝之间加放衬垫，用宽带捆扎固定（图10-44）。

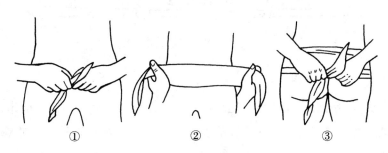

①　　　　　　②　　　　　　③

图10-44　骨盆骨折固定

（7）颈椎骨折固定　患者仰卧在硬质木板或其他板上，在头枕部垫一薄枕，使头部成正中位，头部不要前屈或后仰，再在头的两侧各垫毛巾卷轴，最后用一条带子通过患者额部固定头部，限制头部前后左右晃动，或上颈托固定头部。双肩、骨盆、双下肢及足部用宽带固定在脊柱板上，以免运输途中颠簸、晃动。也可用颈托和脊柱板固定（图10-45）。

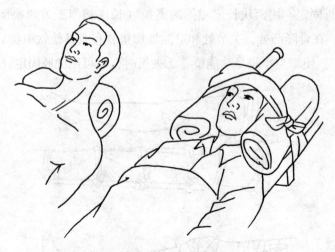

图 10-45　颈椎骨折固定

（8）胸、腰椎骨折固定　患者平直仰卧在硬质木板或其他板上，在伤处垫一薄枕，使脊柱稍向上突，然后用几条带子把患者固定，使患者不能左右转动（图 10-46）。

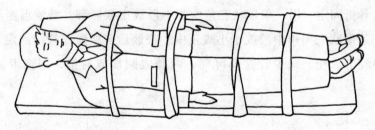

图 10-46　胸、腰椎骨折固定

4. 注意事项

（1）如有伤口和出血，固定前应先止血、包扎，如有休克，应同时抗休克治疗。

（2）松紧适度，牢固可靠，但不影响血液循环，指（趾）端外露以便观察血液循环。如发现指（趾）端苍白、发冷、麻木、疼痛、水肿或青紫，提示血液循环不良，应松开重新固定。

（3）夹板不能直接接触皮肤，应加衬垫。在夹板两端、骨隆凸处和空隙处加厚垫，以防局部组织受压或固定不稳。

（4）夹板长度和宽度要与骨折的肢体相适应，下肢骨折夹板长度必须超过骨折上下两个关节。

（5）开放性骨折，原则上现场不复位，刺出的骨折断端未经清创不可还纳伤口内。四肢骨折固定，先固定骨折上端，后固定骨折下端，若固定顺序颠倒，可导致断端再度错位。

B. 双人搬运法　①杠轿式：适用于清醒的患者。两名救护人员面对面站于患者的背后，呈蹲位。各自用右手紧握左手腕，左手再紧握对方右手腕，组成杠轿。患者将两手臂分别置于救护人员颈后，坐在杠轿上。救护人员慢慢抬起，站立，然后将患者抬走（图 10–50）。②双人拉车式：适用于意识不清的患者。施救者前后将患者拉起成坐姿，脚位施救者固定患者下肢，头位施救者双手绕过患者腋下紧抓住患者双肩。两人同方向步调一致抬患者前行（图 10–51）。

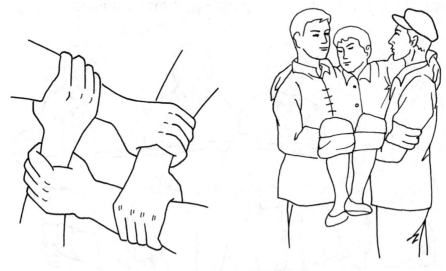

图 10–50　杠轿式

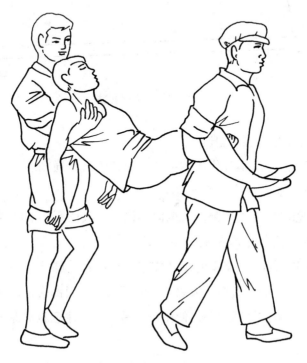

图 10–51　双人拉车式

C. 多人搬运法　多人分别托住患者的颈、胸腰、臀部、腿，一起抬起，一起放下。①三人搬运法：适用于脊柱损伤（颈椎没有损伤）的患者。三人一侧并排，一人托住患者肩背部，一人托住腰部及臀部，另一人托住双下肢，三人步调一致同时将患者抬起，随口令同时将患者拉向胸部，以节省体力。②四人搬运法：适用于颈椎损伤的患者。三人一侧并排，一人托住患者肩背部，一人托住腰部及臀部，另一人托住双下肢，第四人立于头侧，双手掌面托住患者头部，四人步调一致同时将患者抬起（图10-52）。

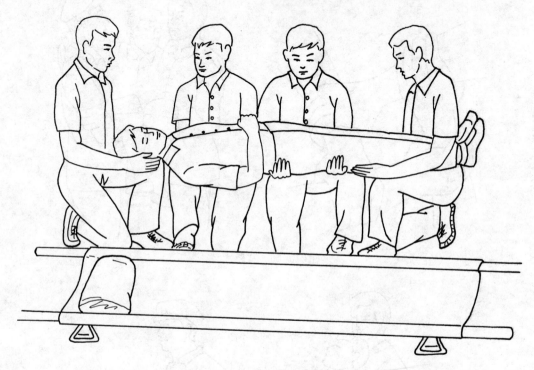

图10-52　多人平托法

（2）几种特殊部位损伤患者搬运

1）颅脑伤患者　患者取半卧位或侧卧位，保持呼吸道通畅。暴露的脑组织要予以保护，并用衣物将患者的头部垫好，防止震动。

2）昏迷患者　患者侧卧或俯卧，头偏向一侧，使其既不影响呼吸，又能顺利排出口鼻中的分泌物，患者有假牙时必须取出。

3）腹部内脏脱出的患者　搬运时患者应采取仰卧位，膝下垫高，使腹壁松弛，减少痛苦，同时还应根据伤口的纵横形状采取不同的卧位。如腹部伤口是横裂的，就必须把两腿屈曲；如是直裂伤口就应把腿放平，使伤口不易裂开。注意腹部保暖，以防止肠管过度胀气，然后再搬运。

4）骨盆骨折患者　三名救护人员位于患者的一侧。一人位于患者的胸部，将患者的手臂抬起置于救护人员的肩上；一人位于腿部，一人专门保护骨盆。双手平伸，同时用力，抬起患者仰卧于硬板担架上，双膝下垫衣物，使髋部放松，减少骨盆部痛疼。用 1～2 条三角巾折成宽带，围绕臀部和骨盆，在下腹部前面的中间打结。用另一条三角巾折成宽条带围绕膝关节固定，防止途中颠簸和转动。

5）身体带有刺入物的患者　应先包扎伤口，妥善固定好刺入物后，方可搬运。搬运途中避免震动、挤压、碰撞，防止刺入物脱出或继续深入。刺入物外露部分较长时，应有专人负责保护。

4. 注意事项

（1）搬运动作应轻巧、敏捷、步调一致，避免震动而增加患者的痛苦。

（2）根据不同的伤情和环境采取不同的搬运方法和工具，避免二次损伤或因搬运不当造成的意外伤害。

（3）搬运途中应注意观察患者的伤势和病情变化，如神志、面色、呼吸、脉搏等。

（4）搬运前应对伤者先行止血、包扎、固定等处理，待稳定后再转移。

复习思考

1. 使用简易呼吸器时，患者应采取的体位是（　　　）

　　A. 平卧位　　　　　　　　B. 仰卧位　　　　　　　C. 侧卧位

　　D. 去枕仰卧位　　　　　　E. 去枕仰卧位头向后仰

2. 李某，女，36岁，镇静催眠药中毒，处于昏迷状态，须立即进行洗胃术，最合适的洗胃液应选择（　　　）

　　A. 1∶15000～1∶20000 高锰酸钾　　　　　　　B. 1% 盐水

　　C. 2%～4% 碳酸氢钠　　　　　　　　　　　　D. 5% 醋酸

　　E. 0.1% 硫酸铜

3. 患者，男性，38岁，车祸后多处骨折，血压低，呼吸困难，急诊入院后进行快速补液、抗休克治疗，患者突然出现心搏骤停，心肺复苏后循环恢复，暂无自主呼吸，为配合机械通气，应首先选择的是（　　　）

　　A. 口咽通气管　　　　　　B. 鼻咽通气管　　　　　C. 喉罩

　　D. 环甲膜穿刺　　　　　　E. 气管插管

扫一扫，知答案

模块十一
实训指导

实训一　参观急救中心

【实训目的】

通过本次实训，使学生了解急救中心的布局、设置要求及设备的名称、准备、用法和保管，各种规章制度及急救中心护理工作。

【实训准备】

1. 护士准备：着装符合要求。

2. 用物准备：①常用的仪器设备有心电图机、心电监护仪、呼吸机、除颤仪、起搏器等。②常用的器材有气管插管用品、微量注射泵、气管切开包、静脉切开包、抢救包等。③常用的急救药品有抗休克药、抗心律失常药、强心药、血管活性药、中枢兴奋药、镇静镇痛药等。

3. 环境准备：安静整洁，宽敞明亮，适合观摩。

【实训过程】

项目	操作要点	分值
操作前准备	了解急救中心各种规章制度、急救中心实习生的着装要求，安排带教老师，强调参观期间的纪律	5

续表

项目	操作要点	分值
操作步骤	（1）了解急救中心的布局，熟悉急救中心环境	10
	（2）了解急救中心5大区域（观察室、输液室、分诊区、抢救室、院前急救）的注意事项	10
	（3）了解各种检查单、表格、入院证等，一次性物品的摆放	5
	（4）了解洗胃机、呼吸机、除颤仪、心电监护仪、萨博机、吸痰器等仪器的基本操作及保养方法	10
	（5）了解常用抢救药物的剂量及作用（盐酸肾上腺素、尼可刹米、洛贝林、安定、阿托品）	5
	（6）将胃管洗胃机连接，调节药量流速	10
	（7）了解各班工作职责，观察室新入院患者的接收、健康宣教及护理，输液室的工作流程及与患者沟通	10
	（8）了解急诊患者就诊流程，急诊条件及分诊流程	10
	（9）了解急诊绿色通道标准及报告制度	10
	（10）了解救护车的车载设备	5
综合评价	着装整洁，积极主动 善于思考，分析总结	10
总分		100

【注意事项】

1. 参观过程中，应将所参观到的内容与急救中心护理工作特点紧密联系。

2. 参观时不能对急救中心护士的护理工作产生干扰。

实训二 多功能监护仪的使用

【实训目的】

通过本次实训，学生能独立完成心电监护的操作过程，能处理监护过程中出现的异常情况。

【实训准备】

1. 护士准备：着装符合要求。

2. 用物准备：①治疗盘内备电极片3～5个、75%乙醇、棉签、弯盘、手消毒剂，必要时备剃须刀一个、纱布一块；②心电监护仪（包括心电监护导联线、血压袖带、血氧饱和度仪）。

3. 环境准备：安静温暖，必要时屏风遮挡。

【实训过程】

项目	操作要点	分值
操作前准备	（1）核对，解释相关事项，征得被检查者同意，置仰卧位	5
	（2）物品齐全，并按顺序摆放	5
操作步骤	（1）携物至患者床旁，再次核对解释，病人取仰卧位	10
	（2）解开病人衣服，暴露病人胸部，用酒精棉签消毒电极放置位置的皮肤	10
	（3）将电极片连接至监护仪连线上 按照要求粘贴于病人胸部正确位置，避开伤口及除颤部位，连接心电导联线，常规选择P波显示较清晰的II导作为监护导联，按照要求将血压袖带绑于病人合适肢体上，将血氧饱和度探头夹于病人手指上，常规选择食指	10
	（4）设置病人的床号、姓名、年龄、性别等基础资料，设置导联的波形、振幅，根据病情设置血压自动监测时间，设置相应合理的报警界限，不能关闭报警声音	20
	（5）观察心率、心律、心电波形的变化，无创血压，血氧饱和度，呼吸频率，（有创动脉血压、CVP、体温备选），出现报警及时处理	10
	（6）记录病人的心率、血压、呼吸、血氧饱和度的数值	10
	（7）告知病人注意事项，用物整理	10
综合评价	仪表大方，动作轻柔，应变力强 操作熟练，动作准确，效果可靠	10
总分		100

【注意事项】

1. 常用电极安放位置，一般选择五个电极的监测。

2. 仪器须平放，注意周围通风，保持监护仪的干燥，避免潮湿，而且监护仪上不允许放置其他物品。

3. 告知病人不要自行移动或摘除电极片，学会观察电极片周围皮肤情况，如有瘙痒感及时告知医护人员。

4. 每次使用监护前需检查仪器及各输出导线是否有损害、破损、故障等问题，如仪器出现故障，应及时联系维修人员进行维修。

5. 放置电极片前清洁皮肤，导联线应从颈前引出而非腋下，以免翻身时拉脱电极片、折断导联线影响心电监测。

6. 清洁仪器时，使用无腐蚀性洗涤剂、表面活性剂、乙醇类清洁剂，不要使用丙酮、三氯乙烯等强溶剂化学溶剂，以免损坏仪器表面及深层。清洁监护仪屏幕时，一定不要让溶液进入监护仪内，不要将溶液倾倒在监护仪上。

7. 患者转出后，监护仪、导联线、血压袖带、经皮血氧饱和度检测传感器等需进行消毒，以免交叉感染。

实训三　呼吸机的使用程序

【实训目的】

通过本次实训，使学生能独立完成呼吸机的操作过程，并能处理呼吸机使用过程中出现的异常情况。

【实训准备】

1. 护士准备：着装符合要求。

2. 用物准备：呼吸机、呼吸机管路 1 套、湿化器、模拟肺 1 个、灭菌蒸馏水 1 瓶、消毒碘 1 瓶、消毒棉签 1 包、听诊器 1 个、弯盘 1 个、网套 1 个、输液器 1 个、听诊器、治疗车 1 辆。

3. 环境准备：安静、温暖，必要时屏风遮挡。

【实训过程】

项目	操作要点	分值
操作前准备	（1）操作前评估：评估患者生命体征、体重、呼吸、血气，是否有使用呼吸机的指征，适应证、相对禁忌证，评估呼吸机性能是否良好	5
	（2）物品齐全，并按顺序摆放	5
操作步骤	（1）核对医嘱、床号、姓名，做好解释，保持呼吸道通畅，必要时清理呼吸道分泌物	5
	（2）安装呼吸机：①湿化器加水；②连接呼吸机管道至相应接口；③固定呼吸机管道；④设置湿化器温度	10
	（3）呼吸机连接压缩空气、氧气源、电源，打开主机，呼吸机开始自检，进行安全性能及氧电池、窒息通气检测，自检完毕	10
	（4）医生设置参数：①选择通气模式；②潮气量（或每分通气量）及波形；③氧浓度、吸呼比、呼吸频率、灵敏度等；④调整各参数及报警上下限值	10
	（5）将连接好的呼吸机管路置于专用支架固定	5
	（6）接模拟肺检测呼吸机运行情况，双人核对	10
	（7）确认呼吸机运行正常后，将呼吸机与患者的人工气道正确连接	10
	（8）操作后评估：①管道连接有无错误；②检查呼吸机管路有无漏气；③有无报警，运行是否正常；④评估病人：胸廓起伏均衡，听诊双肺呼吸音对称；缺氧症状改善情况：半小时后做血气分析，根据医嘱调节各项参数	10
	（9）洗手并记录（呼吸机参数、气管插管深度、生命体征）	5
	（10）关机：关掉湿化器电源开关→断开氧气连接→关掉主机电源→断开交流电源	5
综合评价	操作熟练，动作连贯 分秒必争，有条不紊	10
总分		100

【注意事项】

1. 根据病情需要选择合适的呼吸机类型，熟练掌握呼吸机性能和操作方法。

2. 呼吸机管路按照送气、呼气的顺序连接好并确认衔接紧密，避免漏气。

3. 呼吸机设置参数检查：主要检查各种报警如压力上、下限报警，窒息报警和触发灵敏度等实际值与设置值是否一致。

4. 保持气道通畅，及时吸出呼吸道分泌物，加强气道湿化。

5. 经常添加湿化罐内蒸馏水，使之保持在所需刻度处。

6. 及时处理呼吸机异常工作状态，如气道压力过高或过低等。

实训四　心肺复苏术

【实训目的】

通过仿真模型实践演练，学生可以正确演示心肺复苏术的操作流程，并掌握要点。

【实训准备】

1. 护士准备：着装符合要求。

2. 用物准备：CPR 模型人、干净纱布或 CPR 呼吸膜。

3. 环境准备：安静、温暖、安全，必要时屏风遮挡。

【实训过程】

项目	操作要点	分值
操作前准备	（1）环境准备	5
	（2）用物准备	5
操作步骤	（1）评估环境安全，做好个人防护	5
	（2）判断意识：轻拍或摇动患者双肩，靠近耳旁大声呼叫："喂，你怎么了!"如没有反应，判断为意识丧失。立即呼叫，请周围人前来帮忙抢救和拨打急救电话，启动 EMSS	10
	（3）安置患者于仰卧位，放在地面或硬板床上	5
	（4）检查颈动脉搏动：急救者一手按住患者前额，另一手的食指和中指找到气管，两指下滑到气管与颈侧肌肉之间的沟内触及颈动脉，检查颈动脉搏动情况，10 秒内完成	10
	（5）心脏按压操作者采用跪姿，双膝平患者肩部，双臂绷直，与胸部垂直，在胸骨中下 1/3 处垂直按压，放松时掌根部紧贴胸骨，保持正常位，按压深度 5~6cm，按压频率 100~120 次/分（按压与放松时间比为 1∶1）	10

项目	操作要点	备注
操作步骤	(6) 打开呼吸道：先清理口内异物或呕吐物，根据患者情况，采用仰面举颏法，或双手仰面抬颈法，或双手托颌法（头颈部外伤）打开呼吸道	5
	(7) 人工呼吸：将干净纱布或 CPR 呼吸膜盖在患者嘴唇上，保持患者呼吸道开放→口张开→操作者用压前额手的手指提捏鼻翼→吸气后口包口密闭吹气 1 秒以上，观察胸廓起伏	5
	(8) 评价：按心脏按压与人工呼吸之比 30：2 连续 5 个来回，2 分钟完成，重新评估呼吸、循环，判断 CPR 是否有效。如未恢复则继续进行	20
	(9) 整理：整理衣服，安置体位	5
	(10) 记录：到现场时间，患者情况，复苏时间，有效指征	5
综合评价	操作熟练，动作准确，效果可靠	10
总分		100

【注意事项】

1. 按压部位要准确、按压姿势要正确、按压力量要均匀适度，以掌根部接触患者胸骨中下 1/3 交界处，肘关节伸直，双肩位于双手的正上方，垂直向下用力按压，使胸廓下陷 5~6cm。

2. 按压与放松时间大致相等，放松时掌根不离开胸壁，放松应充分，以利血液回流。

3. 按压频率为成人 100~120 次/分，按压与通气比例为 30：2。

实训五　体外非同步除颤术

【实训目的】

通过本次实训，使学生能够掌握体外非同步除颤术的方法。

【实训准备】

1. 护士准备：着装符合要求。

2. 用物准备：除颤器、导电糊或盐水纱布、电极片、酒精棉球、抢救物品。

3. 环境准备：安静、温暖、安全，必要时屏风遮挡。

【实训过程】

项目	操作要点	分值
操作前准备	（1）环境准备	5
	（2）用物准备	5
操作步骤	（1）帮助患者取仰卧位于硬板床上，去除身上的金属物品，松解衣扣，暴露胸部。做好心电监护，明确除颤指征	10
	（2）开启除颤器，按下胸外除颤按钮和非同步按钮，选择能量。单相波除颤首次电击能量选择360 J，双相波除颤首次电击能量选择150～200 J。按下除颤手柄上的充电键，充电完毕后，仪器将发出持续的提示音	20
	（3）将电极板涂好导电膏或包上浇有生理盐水的纱布，安放在正确位置。一般采用标准位，将标有"STERNUM"的电极放于胸骨右缘锁骨下方，标有"APEX"的电极放于左乳头外侧，电极中心在腋中线上。另一种安放电极的方法是前后位，即将心尖电极放于心前区左侧，另一个电极放于背部右肩胛下角区	20
	（4）操作者双手施加一定的压力使两电极板与患者胸部皮肤紧密接触，确认周围无人直接或间接接触患者后，同时按下两个放电按钮进行电击除颤	10
	（5）除颤后立即做5个CPR循环（约2分钟），然后再检查心电图和脉搏	10
	（6）除颤完毕后整理用物，做好记录	10
综合评价	操作熟练，动作准确，效果可靠	10
总分		100

【注意事项】

1. 除颤前详细检查器械和设备，做好抢救准备。

2. 电极板位置放置要准确，电极板上涂导电膏，放电时，双手施加一定的压力，使电极板与患者皮肤密切接触。

3. 电击时，任何人不得接触患者及病床，以免触电。

4. 对于细颤型室颤者，应先进行心脏按压、氧疗及药物等处理后，使之变为粗颤，再进行电击，以提高成功率。

5. 注意观察并处理局部皮肤情况。

实训六 外伤止血、包扎、固定、搬运

【实训目的】

通过本次实训，使学生能独立对外伤患者进行止血、包扎、固定、搬运，并能处理止血、包扎、固定、搬运过程中出现的异常情况。

【实训准备】

1. 护士准备：着装符合要求。

2. 用物准备：绷带、三角巾、橡皮止血带、夹板、棉花、铲式担架、医用橡皮膏、剪刀等。

项目	操作要点	分值
操作前准备	（1）核对，解释相关事项，征得被检查者同意，使之愿意配合 （2）物品齐全，并按顺序摆放	10
操作步骤	右前臂绷带加压包扎止血法	
	（1）伤口用双氧水、生理盐水冲洗后消毒	5
	（2）用无菌纱布压迫出血伤口	5
	（3）用绷带加压包扎，压力均匀，范围超出伤口3cm，抬高患肢	5
	头顶皮肤裂伤三角巾包扎法	
	（1）无菌纱布覆盖伤口	5
	（2）三角巾底边中点放在眉间上部，顶角经头顶拉到枕部	10
	（3）两底角在枕部交叉后回到额部中央打结	5
	（4）拉紧顶角并反折塞在枕部交叉处	5
	右胫腓骨闭合性骨折夹板固定	
	（1）将骨折小腿轻轻拉直	5
	（2）两块夹板分别放在小腿内、外侧，长度超过骨折上、下两个关节	5
	（3）骨隆凸处和空隙处加垫	5
	（4）用绷带先捆缚中间的1条或2条，再捆缚两端，距离均匀，绷带绕两圈后将结打在夹板面	5
	（5）松紧度以绷带能在夹板面上、下移动1cm为宜	5
	（6）绷带扎完后，检查伤肢末端的血液循环及感觉情况	5
	铲式担架搬运	
	（1）将患者放置于仰卧位，避免脊椎扭曲	3
	（2）将铲式担架放在患者身下，并用固定带固定	4
	（3）安全搬运	3
综合评价	仪表大方，动作轻柔，应变力强 操作熟练，动作准确，效果可靠	10
总分		100

【注意事项】

1. 指压止血法一定要找准位置，止血带止血法中止血带要绑扎在伤口的近心端；时

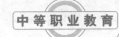

间不宜超过 3 小时，上肢每隔 30 分钟、下肢每隔 1 小时须放松一次，放松时间 2～3 分钟并暂时改用压迫止血法。上了止血带后要留明显的标签，注明上止血带的时间、部位和放松止血带的时间、重上止血带的时间等。

2. 包扎时动作要熟练、柔和、松紧适中；包扎时应使伤者处于舒适的体位，包扎过程中尽可能不要改变伤者的位置；绷带包扎要从伤部远端开始，包扎结束时可用胶布或打结固定，但结不能打在伤口上；包扎四肢时应使指、趾端外露，以便观察血液循环情况。

3. 骨折后应及时固定，尽量避免移动断端而加重伤情；固定用的夹板长度、宽度要适当，应将骨折处上下两个关节都固定；要用软布、绷带或棉花包垫后再上夹板，以防局部压迫性损伤；四肢骨折固定时要露出指、趾端，便于观察肢体的血液循环情况。

4. 担架搬运时，若伤者神志不清，需用宽带将其固定在担架上；怀疑有脊柱损伤就应按脊柱损伤情况处理，将脊柱不稳定的患者仰卧固定在一块坚硬长背板上，并将其放置在中心直线位置，即头部、颈部、躯干、骨盆应以中心直线位置逐一固定，保持脊柱伸直位，严禁弯曲或扭转。

实训七　气道异物清除法

【实训目的】

通过本次实训，使学生能掌握气道异物清除的方法。

【实训准备】

1. 护士准备：着装符合要求。
2. 环境准备：安静、温暖、安全。

【实训过程】

项目		操作要点	分值
操作前准备		核对，解释相关事项，征得被检查者同意，使之愿意配合	10
操作步骤	成人	抢救者站在患者背后，用两手臂环绕患者腰部。一手握拳，拇指一侧放在患者胸廓下和脐上的腹部，另一只手抓住拳头快速向上冲击压迫患者的腹部。不要挤压胸廓，冲击力仅限于抢救者的手上，不能双臂加压。反复使用直至异物排出	20
	意识不清者	将患者置于仰卧位，抢救者骑跨在患者大腿上，将一手的掌根置于脐上方，另一只手放在第一只手上，用身体的重量，快速向上冲击压迫患者的腹部，反复使用直至异物排出	20

续表

项目		操作要点	分值
操作步骤	自救	清醒患者自己握拳压迫上腹部（方法同成人抢救方法）。患者也可自己将上腹部对着一坚硬物边缘，如椅背、桌子边缘、扶手栏杆等，快速向上冲击压迫上腹部，反复使用直至异物排出	20
	婴幼儿	抢救儿童需做 Heimlich 手法时，动作应轻柔。抢救小于 1 岁的婴儿时，也可将其头朝下提起，在背部轻拍数下。也可将婴儿放在急救人员的腿上，头向下，再做腹部推压 3~4 次，看到异物后取出	20
综合评价		仪表大方，动作轻柔，应变力强 操作熟练，动作准确，效果可靠	10
总分			100

【注意事项】

1. 海姆立克手法虽然有一定的效果，但也可能带来一定的危害，尤其对老年人，故发生呼吸道堵塞时，应首先采用其他方法排除异物，在其他方法无效且患者情况紧急时才能使用该法。

2. 以上方法未见效时，可借用器械如喉镜、压舌板、开口器、手术钳、负压吸引装置等进行直视下取异物或吸引气道内分泌物。

主要参考书目

1. 敖薪. 急救护理学 [M]. 3 版. 北京：高等教育出版社，2014.

2. 沈必成. 急危重症护理学 [M]. 北京：中国医药科技出版社，2015.

3. 吕静. 急救护理学 [M]. 北京：中国中医药出版社，2016.

4. 姜平. 急诊护理学 [M]. 北京：中国协和医科大学出版社，2015.

5. 费素定. 急危重症护理 [M]. 北京：人民军医出版社，2014.

6. 肖洪俊. 急危重症护理学 [M]. 北京：人民卫生出版社，2014.

7. 周谊霞，李红莉. 急危重症护理学 [M]. 北京：中国医药科技出版社，2013.

8. 张波，桂莉. 急危重症护理学 [M]. 3 版. 北京：人民卫生出版社，2015.

9. 张波，桂莉. 急危重症护理学 [M]. 4 版. 北京：人民卫生出版社，2017.

10. 成守珍. 急危重症护理学 [M]. 2 版. 北京：人民卫生出版社，2013.

11. 李延玲. 急危重症护理 [M]. 北京：中国中医药出版社，2015.

12. 周会兰. 急危重症护理学 [M]. 2 版. 北京：人民卫生出版社，2014.

13. 贾丽萍. 急救护理技术 [M]. 2 版. 西安：第四军医大学出版社，2014.